Moderne Homöosiniatrie bei Schmerzen an den Bewegungsorganen, bei Kopfschmerzen und Migräne

Werner Frase

Günther Bauer

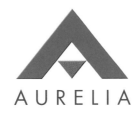

AURELIA

Autoren

Dr. med. Günther Bauer
Bergstraße 2
23669 Timmendorfer Strand

Dr. med. Werner Frase
Werderstraße 32
76530 Baden-Baden

Die Deutsche Bibliothek - CIP-Einheitsaufnahme

Ein Titeldatensatz für die Publikation ist bei Der Deutschen Bibliothek erhältlich.

Die Autoren haben größte Sorgfalt darauf verwandt die Darstellung der therapeutischen Möglichkeiten dem aktuellen Wissens- und Erfahrungsstand anzupassen. Da die Wirksamkeit eines Medikaments oder Behandlungsverfahrens jedoch ein rein individuelles Phänomen ist, stellen kollektive Empfehlungen nur eine grobe Leitlinie dar. Der Leser ist deshalb verpflichtet die aufgeführten Mittel und Verfahren in eigener Verantwortung hinsichtlich der individuellen Indikation und Dosierung zu überprüfen.

1. Auflage 2004
ISBN 3-936676-17-8

© Copyright 2004 by Aurelia-Verlag GmbH
Bahnackerstraße 16, D-76532 Baden-Baden

Lektorat: Dr. Doortje Cramer-Scharnagl,
          Katja Huber
Gestaltung: Dunja Nonnenmacher
Satz: Herbert Ruml
Druck: gulde druck, Tübingen
Artikel-Nr.: 47780

Inhaltsübersicht

Vorwort

Nachdem im ersten Band „Moderne Homöosiniatrie" die wissenschaftlichen Grundlagen sowie die
therapeutische Anwendung zur Ausleitung erörtert
wurden, ist die Behandlung von Schmerzen an den
Bewegungsorganen sowie von Kopfschmerzen und
Migräne Thema des vorliegenden zweiten Bandes.
Der erste Band hat sehr viele Freunde gefunden. Die
positiven Rückmeldungen vieler Kollegen haben uns
in unserem Handeln bestätigt.

In vielen Seminaren zur Homöosiniatrie konnten
wir im Rahmen der praktischen Übungen demons-
trieren, wie einfach diese Therapieform in der
Anwendung und wie schnell sie in ihrer Wirkung
ist. Monate- und zum Teil jahrelang andauernde
Schmerzbilder konnten in vielen Fällen innerhalb
weniger Minuten deutlich gelindert und manchmal
sogar komplett beseitigt werden. Diese Erfolge haben auch zweifelnde Kollegen überzeugt.

In diesem Sinne wünschen wir uns, dass der zweite
Band der „Moderenen Homöosiniatrie" wieder viele
Freunde findet und zu einem unentbehrlichen Hel-
fer in Ihrer täglichen Praxis wird.

Timmendorfer Strand und Baden-Baden,
im April 2004

Dr. Günther Bauer
Dr. Werner Frase

A. Grundlagen der Homöosiniatrie

Homöosiniatrische Schmerzbehandlung

Die traditionelle chinesische Medizin lehrt, dass durch Verschiebungen in den Meridianen energetische Fehlzustände weitergeleitet werden. Diese zeigen sich in bestimmten Akupunkturpunkten als Fülle- oder Leerezustände. Akupunkturpunkte, die in einem Ungleichgewicht sind, zeigen nach den Grundsätzen der traditionellen chinesischen Medizin eine erhöhte Sensibilität und einen veränderten Hautwiderstand.

Der Wiener Histologieprofessor Alfred Pischinger (1899 – 1983) konnte erstmals in aller Klarheit darlegen, dass sich ausschließlich im Grundsystem (der Matrix) drei vasale und drei nervale Strukturen treffen: Hier enden die arteriellen Kapillaren und beginnen die venösen Kapillaren sowie die Lymphgefäße. Ebenso enden und beginnen in der Matrix sympathische, parasympathische und viszerosensible Nervenfasern.

Entscheidend für die Schmerzentstehung sind die biochemischen Veränderungen der Proteoglykane und der Glykosamine, die die Netzstruktur der Matrix bilden. Durch „Verschlackung" verändern sich die pH-Verhältnisse hin zur Azidose. Damit einhergehend ändern sich auch die elektrischen Ladungsverhältnisse in der Matrix. Diese gerät in einen pathologischen Gelzustand, was zu gelotischen Verquellungen führt. Die Verquellungen führen dann einerseits zum indizierten Akupunkturpunkt, andererseits (aufgrund der gleichen Indikation) zum korrespondierenden Antihomotoxikum.

Die Schmerzbehandlung in der traditionellen chinesischen Medizin beruht auf dem Grundsatz „Je akuter der Schmerz, desto schmerzentfernter die Punkte". Da es sich bei den meisten Schmerzzuständen um Yang-Füllezustände handelt, wird vor allem den drei Yang-Achsen des Körpers Aufmerksamkeit geschenkt:

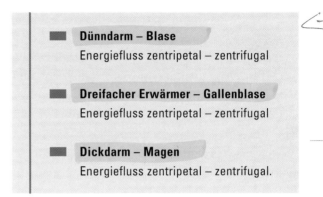

Dünndarm – Blase
Energiefluss zentripetal – zentrifugal

Dreifacher Erwärmer – Gallenblase
Energiefluss zentripetal – zentrifugal

Dickdarm – Magen
Energiefluss zentripetal – zentrifugal.

Regeln zur Durchführung – Kontraindikationen – Komplikationen

Wie auch in Band 1 werden im folgenden Kapitel die wichtigsten Grundregeln der Modernen Homöosiniatrie angeführt, die den späteren Ausführungen zugrunde liegen.

Allgemeine Applikationshinweise

In der Akupunkturbehandlung sind außer den in den Tabellen angegebenen Punkten noch viele andere Punkte möglich. Aufgeführt werden im Folgenden nur diejenigen Akupunkturpunkte, zu denen auch korrespondierende Antihomotoxika zu nennen sind. Dabei handelt es sich dann um die reinen homöosiniatrischen Punkte. Die genaue Lokalisation ist den einschlägigen Akupunkturatlanten zu entnehmen.

Bei der Zuordnung wurden zum einen die in der älteren Literatur angegebenen Einzelmittel als Injeele aufgelistet, zum anderen aber auch Komplexmittel, mit denen die Autoren in ihrer Praxistätigkeit gute Erfahrungen gemacht haben. Es müssen nicht alle einem Punkt zugeordneten Präparate verwendet werden – wesentlich ist stattdessen eine individuelle Zuordnung. Dasselbe gilt auch bei der Auswahl der Akupunkturpunkte.

Die Applikation erfolgt zunächst über eine streng intrakutane Quaddel mit einem Durchmesser von etwa 0,5 cm. Dann wird mit der Nadel durch die Quaddel etwas tiefer in den Subkutanbereich vorgestochen und dort ein kleines Depot von etwa 0,3–0,5 ml gesetzt. Auf diese Weise wird zum einen das Medikament direkt in die Matrix appliziert, zum anderen wird durch die Quaddel ein länger anhaltender Druckreiz auf den Akupunkturpunkt erzielt. Die Akupunkturpunkte sind generell beidseitig zu stechen, auch wenn die Schmerzsymptomatik nur einseitig ist.

Kontraindikationen

Grundsätzlich gibt es keine absoluten Kontraindikationen für die Homöosiniatrie. Die in der Akupunktur *„verbotenen Punkte"* sollten allerdings auch in homöosiniatrische Überlegungen nicht einbezogen werden. Dies ist in den in diesem Band angegebenen Formulaturen zur Indikation grundsätzlich berücksichtigt.

Auch *psychiatrische Erkrankungen* stellen, vor allem für den Ungeübten, eine relative Einschränkung in der Behandlung dar. Diese Erkrankungen sollten, wenn überhaupt, nur in enger Zusammenarbeit mit einem Psychiater und nur begleitend zu dessen Therapie erfolgen. Unkontrollierbare Entgleisungen der psychiatrischen Erkrankungen könnten ansonsten auftreten.

Bekannte *Allergien* auf einen der homöopathischen Bestandteile sind im Vorfeld zu eruieren und, falls dieser Punkt unbedingt benötigt wird, ein etwas weiter entferntes Simile oder ein der Indikation nach gleich gerichtetes Mittel zu verwenden. Kenntnisse der Homöopathie und der Repertorisierung sind dann allerdings unbedingt erforderlich.

Komplikationen

Bei Anwendung der Homöosiniatrie lege artis sind keine Komplikationen zu erwarten. Gelegentliche orthostatische Dysregulationen sind sehr leicht durch entsprechende Lagerung des Patienten zu beherrschen.

Seminare zur Homöosiniatrie

Die „Internationale Gesellschaft für Homotoxikologie" führt Seminare zu homöosiniatrischen Behandlungen durch. Auskunft erteilt die Geschäftsstelle der Gesellschaft.

Internationale Gesellschaft für Homöopathie und Homotoxikologie e.V.
Bahnackerstraße 16
76532 Baden-Baden
Telefon 0 72 21 / 6 32 52; Fax 0 72 21 / 50 14 90

Abrechnungsmöglichkeiten nach GOÄ

Siehe nebenstehende tabellarische Übersicht.
Die Gebührenordnungspunkte 30, 31, 269 und 269a sind analog abzurechnen. Gemäß § 12 Abs. 4 ist die analog abzurechnende Ziffer mit dem Vermerk „entsprechend" zu kennzeichnen. Das Voranstellen von „A" vor die Ziffer gilt nur für Laboratoriumsleistungen entsprechend Punkt 8 der Allgemeinen Bestimmungen zu Kapitel M der GOÄ. Für alle anderen Gebührenordnungspunkte gilt § 12 Abs. 4 GOÄ.
Bei der privatärztlichen Behandlung sind die verbrauchten Arzneimittel berechnungsfähig (§ 10 Abs. 1 Nr.1 GOÄ). In der Liquidation müssen die Arzneimittel bezeichnet und die Kosten angegeben werden; übersteigt der Betrag 25,56 Euro, so ist der Beleg oder ein sonstiger Nachweis beizufügen (§ 12 Abs. 2 Nr. 5 GOÄ).

Abrechnungsmöglichkeiten nach GOÄ

Ziffer	Text	1fach-Satz in Euro	2,3fach-Satz in Euro
3	Eingehende Beratung	8,74	20,11
5	Symptombezogene Untersuchung	4,66	10,73
7	Untersuchung des Bewegungsapp.	9,33	21,45
15	Flankierende ther. Maßnahmen	17,49	40,22
entspr. 30	Homöosiniatrische Erstanamnese (mind. 60 Min. Dauer nach den Regeln der Homöopathie und der Akupunkturlehre)	52,46	120,66
entspr. 31	Homöosiniatrische Folgeanamnese (mind. 30 Min. Dauer nach den Regeln der Homöopathie und der Akupunkturlehre)	26,23	60,33
entspr. 269	Einfache homöosiniatrische Behandlung mittels Injektionen je Sitzung	11,66	26,81
entspr. 269a	Komplexe aufwändige homöosiniatrische Behandlung mittels Injektionen je Sitzung	20,40	46,92

Wichtiger Hinweis der Autoren

Bei den nachfolgenden Abbildungen wurden die Akupunkturpunkte digital aufprojiziert. Dies bedeutet, dass die Lage der Punkte aufgrund der perspektivischen Verzerrung nur als Orientierung dienen kann. Die genaue Lage der Punkte muss auf jeden Fall anhand der Beschreibungen in Verbindung mit einem Akupunkturatlas gesucht werden. Im Übrigen muss darauf hingewiesen werden, dass Akupunkturpunkte zusätzlich noch individuellen Schwankungen unterliegen, da jeder Körper anders gestaltet ist.

Für ungeübte Therapeuten empfehlen wir zumindest am Anfang die Benutzung eines Akupunkturpunkt-Suchgriffels.

B. Praxisteil

HWS-Syndrom

Tabellarische Zusammenstellung

Punkt	Homöopathikum	Antihomotoxikum
Dü 3	Zincum sulfuricum	Zincum metallicum-Injeel (forte)
		Gelsemium-Homaccord, Spascupreel
Dü 4	Alumina	Cuprum-Injeel (forte)
	Cuprum	Atropinum compositum (S), Spascupreel
3E 5	Phosphor	Causticum
		Phosphorus-Injeel (forte) S
		Phosphor-Homaccord
		Causticum-Injeel (forte) S
		Neuralgo-Rheum-Injeel
Dü 15	Phosphor	Phosphorus-Injeel (forte) S
	Arsenicum album	Phosphor-Homaccord
		Arsenicum album-Injeel (forte) S
		Ferrum-Homaccord
3E 15	Natrium sulfuricum	Natrium sulfuricum-Injeel (forte)
		Lymphomyosot, Traumeel S
Di 15	Arnica	Arnica-Injeel (forte) S, Traumeel S
B 11	Phytolacca	Symphitum
		Phytolacca-Injeel (forte)
		Symphitum-Injeel (forte)
		Gelsemium-Homaccord, Spascupreel
B 39	Ferrum metallicum	Cuprum-Injeel (forte)
	Cuprum	Ferrum metallicum-Injeel (forte)
		Ferrum-Homaccord
LG 13	Acidum picrinicum	Lathyrus sativus-Injeel
	Carboneum sulfuratum	Discus compositum N mit Kalmia
		Gelsemium-Homaccord
LG 19	Zincum	Latrodectus mactans → außer Handel
		Zincum metallicum-Injeel (forte)
		Spigelon

Dü 3

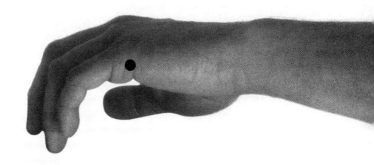

Chinesischer Name:
Hou Hsi (Hinterer Bach)

Lage:
Bei geschlossener Faust am lateralen Ende der sich proximal des Kleinfinger-Grundgelenks bildenden Hautfalte

Wirkung:
Tonisierungspunkt des Meridians und gleichzeitig ein so genannter Kardinalpunkt (Einschaltpunkte für die „Wundermeridiane"). Die Hauptwirkung dieses Punktes ist eine Spasmolyse. Sehr wirkungsvoll beim HWS-Syndrom, das mit Ohrgeräuschen und/oder Schwerhörigkeit vergesellschaftet ist.

Homöopathikum:
Zincum metallicum

Allgemeines:
Zinkpräparate wurden schon in früherer Zeit als Gehirnmittel besonders bei Nervenkrämpfen gepriesen. Die Hauptwirkung bezieht sich offensichtlich auf das zentrale Nervensystem. Erregung und Unruhe stehen im Vordergrund, führen aber langfristig zu Schwäche und Müdigkeit, auch der Schlaf-Wach-Rhythmus ist gestört. Typisch scheint vor allem die Schwächung des Denkvermögens mit erschwerter Auffassungskraft und schlechtem Gedächtnis. Des Weiteren sind Symptome vonseiten des Magens und des Darms bekannt, so z. B. ein plötzlich auftretendes Schwächegefühl und Leere im Magen oder ein nagender Schmerz im Oberbauch mit krampfhafter Ausstrahlung nach links (Mezger).
Zincum kann bei den verschiedenartigsten Kopfschmerzformen sehr hilfreich sein, besonders wenn ein Druck von der Nasenwurzel nach innen geht, wenn Erwärmung die Kopfschmerzen verschlimmert und wenn ein Zusammenhang zwischen Magenbeschwerden und Kopfschmerzen besteht. In einer Arzneimittelprüfung einer nahe verwandten Substanz, Zincum aceticum, zeigte sich eine deutliche Besserung bei Ischiasbeschwerden. Dies gilt besonders, wenn durch Bewegung zunächst eine kurze Verschlimmerung der Beschwerden, im Anschluss daran jedoch eine Besserung nachzuweisen war (Mezger).
Im Schrifttum wird außerdem darauf hingewiesen, dass homöopathisierte Zinkpräparate sehr nützlich sein können, wenn unterdrückte Ausschläge und nicht richtig entwickelte Exantheme bei Infektionskrankheiten Erkrankungen nach sich ziehen und dabei Symptome auftreten, die an Hirnhautreizungen erinnern. Nach Reckeweg handelt es sich dabei um eine Vikariation.

Homöopathie:
Zinkpräparate sind hilfreich bei Schmerzen entlang der Wirbelsäule, die mit Steifigkeit der Nackenmuskeln sowie bei brennenden Rücken- und Armschmerzen verbunden sind.
Bei Zincum-Patienten besteht eine Druckempfindlichkeit der Rückenpartien, Neuralgien an Kopf und Gliedern werden beobachtet. An spezifischen Modalitäten finden wir einen ganz kurzen Schmerz zu Beginn der Bewegung (ähnlich wie bei Rhus toxicodendron) sowie eine Verschlimmerung in Ruhe, nachts und am frühen Morgen, aber auch bei sehr langer körperlicher Anstrengung. Schon erwähnt wurde der typische Druckschmerz an der Nasenwurzel, kombiniert mit neuralgischen Schmerzen bei Stirnhöhlenentzündungen. Des Weiteren besteht eine schmerzhafte Steifigkeit im Nacken, die die ganze Wirbelsäule bis zur Lendenwirbelsäule herunterziehen kann.
Im allgemeinen Teil wurde auf die mögliche Wirkung von Zincum bei Vikariationsphänomenen hin-

gewiesen. Das gilt besonders, wenn diese Phänomene neuralgiforme Beschwerden der Skelettmuskulatur oder auch des abdominellen Muskelsystems hervorrufen.

Antihomotoxikum:
Zincum metallicum-Injeel (forte)
Gelsemium-Homaccord
Spascupreel

Antihomotoxische Medizin:
Gelsemium-Homaccord enthält Gelsemium, Rhus toxicodendron und Cimicifuga in einer Potenzakkordmischung. Die Mischung zeigt eine Gesamtwirkung, die der Wirkrichtung von Zincum nicht nur

nahe kommt, sondern diese noch um einiges erweitert. Beispiele hierfür sind die lokale Ausrichtung von Gelsemium auf die Halswirbelsäule und die Schmerzcharakteristik von Rhus toxicodendron.
Spascupreel beinhaltet neben Gelsemium noch zwei Sulfate (Cuprum sulfuricum und Atropinum sulfuricum), die die spezielle spasmolytische Wirkung des Punktes Dü 3 unterstützen. Der zweite Bestandteil des Mittels ist Sulfur, ein bekanntes Mittel, um Vikariationen zu lösen (siehe Band 1). Geht man von einer Synergie der Heilwirkung von Zincum und Sulfur aus, so sollte die hervorragende Wirkung dieser Kombination gerade bei den beschriebenen typischen neuralgiformen Beschwerden im Rahmen der Vikariation berücksichtigt werden.

Dü 4

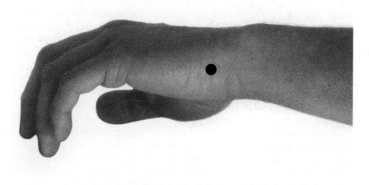

Chinesischer Name:
Wan Ku (Handwurzelöffnung)

Lage:
An der Handaußenseite, zwischen Os metacarpale V und Os hamatum, in einer kleinen Mulde

Wirkung:
Quellpunkt des Meridians mit direkter Verbindung zum Lo-Punkt des Herzmeridians. Sein Einsatzgebiet ist das Schulter-Arm-Syndrom mit neuralgiformer Ausstrahlung in den Arm, aber auch das HWS-Syndrom mit Tinnitus.

Homöopathikum:
Alumina
Cuprum

Allgemeines:
Wie auch bei Cuprum metallicum handelt es sich bei *Alumina* um ein Metall. In der Homöopathie werden Metalle immer eingesetzt bei Erkrankungen des Nervensystems, Lähmungen, Krämpfen usw., sehr häufig aber auch bei Erkrankungen des Skelettmuskelsystems und der glatten Muskulatur.
Alumina ist ein Aluminiumoxid (gebrannte Tonerde). Prüfungen zum Arzneimittelbild gibt es von Hahnemann selbst sowie von einigen seiner Schüler. Einige besonders archaische Pflanzen haben einen sehr hohen Anteil an Aluminium, in Tierkörpern ist es hingegen nur in geringen Spuren vorhanden. Bei Pflanzen ist Aluminium ein wichtiger Regulator der Membrandurchlässigkeit und des Wachstums. In Tierversuchen wurden geringe Mengen von Aluminiumverbindungen injiziert, worauf es sofort zu heftigsten Reiz- und Vergiftungserscheinungen kam. Besonders fallen Reizerscheinungen an den Schleimhäuten des Verdauungskanals mit Durchfällen und Lähmungserscheinungen sowie tonische und kloni-

sche Krämpfe der Muskulatur auf. Es kommt zur Degeneration der Nervenstränge, besonders der vorderen und hinteren Wurzeln der Rückenmarksnerven (Mezger). Das Arzneimittelbild von Alumina umfasst außerdem eine Veränderung der Innervation der willkürlichen Muskulatur und der glatten abdominellen Muskulatur. Dabei stehen Spastik bzw. Atonie im Vordergrund.

Cuprum ist ein in der Homöopathie sehr häufig verwendetes Mittel bei Spasmen vor allem der Extremitäten, aber auch des Zwerchfells. Cuprum metallicum wird daher sehr breit eingesetzt bei allen Erkrankungen, die mit Spasmen einhergehen. Stellvertretend für viele Krankheiten seien hier Keuchhusten, Epilepsie und Asthma genannt. Bei Cuprum kann man sowohl von einer lokalen wie auch von einer generellen Wirkung ausgehen, dabei ist unwichtig, ob die Krämpfe tonisch oder klonisch sind. Selbst bei Säuglingen lässt sich dieses Mittel schon hervorragend verwenden, so zum Beispiel beim Pylorospasmus, bei dem es in seltenen, hohen Gaben gegeben wird, oder bei Koliken mit starken Durchfällen. Andererseits ist Cuprum metallicum ein wichtiges Mittel gegen Wadenkrämpfe in der Nacht, besonders bei älteren Menschen.

Homöopathie:

Nach Mezger zeigt sich bei *Alumina* eine langsame, aber tief greifende Wirkung. Die Anwendung soll hauptsächlich bei chronischen Leiden wirkungsvoll sein. Die Patienten sind oftmals schwache, magere und exsikkierte Menschen mit lähmender Müdigkeit. Auch beim Alumina-Patienten, wie beim Zincum-Patienten, sieht man eine schnelle Erschöpfbarkeit bereits bei sehr geringer Anstrengung. Der Patient ist so abgespannt, dass er sich immer wieder hinlegen muss. Gleichzeitig jedoch muss er sich ständig bewegen und kann nicht untätig bleiben. Auch der Drang, ständig Hände und Füße zu bewegen und umherzugehen, sind typisch. Mezger beschreibt anschaulich, dass der Patient all seine Arbei-

ten sehr schnell verrichten möchte. Die Zeit vergeht ihm zu langsam, er verschreibt sich leicht und ermüdet durch seine ständige innere Anspannung sehr schnell körperlich und geistig. In der Nacht schläft er unruhig und schlecht, wirft sich im Bett hin und her, schwitzt, hat angstvolle Träume und wacht oftmals morgens mit Kopf- und Nackenschmerzen auf. Man kann sich sehr gut vorstellen, wie der Patient seine Unruhe, die er tags als geistige Unruhe erlebt und versucht motorisch abzuleiten, nachts in Form von Zähneknirschen und ständigem Bewegungsdrang abzureagieren versucht. Aus dieser Verkrampfung resultieren Hinterkopfschmerzen und Nackenschmerzen, die teilweise bis in die Arme ausstrahlen. Das Arzneimittelbild berichtet von einem Gefühl wie nach einem elektrischer Schlag, der durch Kopf und Glieder geht (Mezger), von brennenden, stechenden Schmerzen im Rücken und von einem Stauungsgefühl im Bereich der Hände. Letzteres manifestiert sich in geschwollenen Blutgefäßen an den Händen.

Beim typischen Patienten, der auf *Cuprum* reagiert, wird die Verkrampfung der Skelettmuskulatur durch Berührung, durch kalte Luft, kalten Wind sowie nachts verschlechtert. Seine Arme sind gelähmt und schwer wie Blei, gleichzeitig bestehen ein unwillkürliches Gliederzucken und schießende neuralgiforme Schmerzen.

Antihomotoxikum:

Cuprum-Injeel (forte)
Atropinum compositum (S)
Spascupreel

Antihomotoxische Medizin:

In *Atropinum compositum (S)* ist Cuprum aceticum und in *Spascupreel* Cuprum sulfuricum enthalten. Beide Kupfersalze entfalten eine große antispastische Wirkung auf die quer gestreifte Muskulatur. Die zusätzlichen Bestandteile erweitern das spasmolytische Spektrum.

3E 5

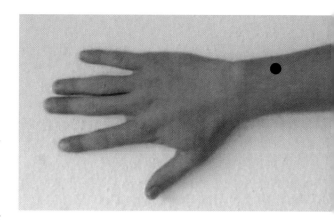

Chinesischer Name:

Wai Kuan (Äußere Grenze)

Lage:

2 cm dorsal der proximalen Handgelenkfalte zwischen Radius und Ulna

Wirkung:

Als Lo-Punkt des Dreifachen Erwärmers steht dieser Punkt in direkter Verbindung zum Quellpunkt des Meridians Kreislauf-Sexualität. Er gilt als Hauptpunkt in der Rheumatherapie, vor allem bei Schmerzen des Nackens und der oberen Extremität, eventuell verbunden mit Hemiplegie.

Homöopathikum:

Phosphor
Causticum

Allgemeines:

Die Entdeckung des Elements *Phosphor* wird einem Hamburger Chemikalienhändler und Alchemisten zugeschrieben (1669), der Name beruht auf dem griechischen Adjektiv „phosphoros" („Licht tragend") und bezeichnet die Eigenschaft des gelben und weißen Phosphors, im Dunkeln zu leuchten.

Causticum ist ein von Hahnemann gut geprüftes Homöopathikum. Es handelt sich dabei um das Wasser, mit dem Kalk gelöscht wurde. Bis heute ist noch nicht bekannt, worauf die Wirkung des Präparats beruht. Es hat aber ein sehr großes Wirkungsspektrum. Auf dieses Mittel kann in der naturheilkundlichen Praxis nicht verzichtet werden.

Homöopathie:

Patienten, bei denen *Phosphor* das Mittel der Wahl ist, klagen im Hinblick auf das HWS-Syndrom über ein Brennen zwischen den Schulterblättern sowie über ein Gefühl, als ob der Rücken im Bereich der Schulterblätter abbrechen wollte. Der Schmerz strahlt von der HWS mit einem Reißen und Ziehen in die Glieder aus, und zwar bis hin zu einem Stechen im Schultergelenk und in den Ellenbogen. Zu den Beschwerden gehören außerdem ein plötzliches Versagen der Glieder, Schwäche und Zittern nach jeder Anstrengung, ein Taubheitsgefühl an Händen und Füßen sowie ein Lähmungsgefühl der Arme (Mezger).

Die Symptome, bei denen *Causticum* indiziert ist, ähneln denen, bei denen man Zincum und Alumina anwendet. Bei Causticum steht aber weniger die Verkrampfung mit großer Schwäche im Vordergrund als vielmehr ein Lähmungsgefühl. Die Schmerzqualität ist reißend, die schmerzhafte Stelle fühlt sich an wie rohes Fleisch (Gawlick). Auch bei Mezger finden sich Hinweise auf rheumatoide Schmerzen mit vorwiegend reißendem Charakter und Taubheitsgefühl in den Muskeln, Gelenken und Nerven.

Bei Causticum-Patienten mit Beschwerden im HWS-Bereich beobachtet man immer wieder das subjektive Gefühl, als seien die Muskeln und Sehnen zu kurz. Die Patienten haben das Gefühl, als würde ihr Kopf zu einer Seite gezogen. Sie sind ständig dabei, den Kopf in die Gegenrichtung zu bewegen und dadurch die vermeintlich verkürzte Muskulatur wieder zu dehnen. Trockene Kälte, schönes, kaltes Wetter und Fahrradfahren verschlimmern die Beschwerden, regnerisches und Nebelwetter bessert sie. Es besteht ein großes Verlangen, kaltes Wasser zu trinken.

Antihomotoxikum:

Phosphorus-Injeel (forte) S
Causticum-Injeel (forte) S
Phosphor-Homaccord
Neuralgo-Rheum-Injeel

Antihomotoxische Medizin:

Phosphor-Homaccord beinhaltet neben Phosphor auch Argentum nitricum und Paris quadrifolia in Potenzakkord-Mischung. Durch diese Kombination wird nicht nur die Schmerzcharakteristik des Phosphor-Patienten beeinflusst, sondern auch die begleitende Kopfschmerzsymptomatik und die vegetative Dysregulation.

Neuralgo-Rheum-Injeel enthält neben Causticum als Potenzakkord Substanzen, die die Gesamtwirkung verstärken. Es stellt damit eines der stärksten Antihomotoxika in der Behandlung neuralgiformer Beschwerden dar.

Dü 15

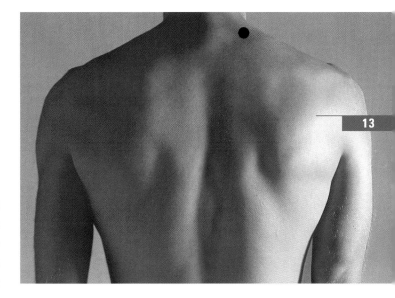

Chinesischer Name:
Chung Hu (Schultermitte)

Lage:
2 cm lateral vom Dornfortsatz des 7. Halswirbels

Wirkung:
An diesem Punkt „kreuzen" sich drei Meridiane (Dü 15, 3E 16 und Gb 21), das heißt sie nähern sich einander bis auf wenige Millimeter. Der Dickdarmmeridian zieht knapp daran vorbei. Aus diesem Grunde ist dieser Punkt sehr vielseitig und sehr wirksam. Hauptsächlich wird er eingesetzt bei spastischen Beschwerden der Nackenmuskulatur und bei deren Auswirkungen (zervikale Migräne, HWS-Syndrom, Torticollis spasticus, Schulterneuralgien und BWS-Schmerzen).

Homöopathikum:
Phosphor
Arsenicum album

Allgemeines:
Die Entdeckung des Elements *Phosphor* wird einem Hamburger Chemikalienhändler und Alchemisten zugeschrieben (1669), der Name beruht auf dem griechischen Adjektiv „phosphoros" („Licht tragend") und bezeichnet die Eigenschaft des gelben und weißen Phosphors, im Dunkeln zu leuchten.
Arsen ist eines der bekanntesten stark wirkenden Gifte. Ein symptomatischer Hinweis darauf, dass Arsenicum album indiziert ist, ist die psychische Verfassung des Patienten. Durch Worte und Gebärden drückt er eine gewisse Hoffnungslosigkeit sowie die eigene Vorstellung aus, nie mehr gesund zu werden.

Homöopathie:
Für das Arzneimittelbild von *Phosphor* ist das Charakteristikum des „Leuchtens" symbolisch: Handelt es sich doch bei den entsprechenden Patienten um liebenswürdige, extrovertierte, charmante Menschen, die quasi von innen „leuchten". Auffällig ist ihr Durst, besonders nach kalten Getränken, sowie ihr Verlangen nach Obst, Salaten, Salz und ihr Appetit auf Fisch. Alles Kalte oder Kühle empfinden sie als positiv (Gawlick). An den Schleimhäuten finden sich entzündliche Veränderungen (z. B. Gastritis, Enteritis, Bronchitis usw.). Es besteht eine besondere Affinität zur Leber mit Hepatitis und Ikterus, oft kommt es zu Leberschwellung und Milzschwellung. Der Leib dieser Patienten ist hart und gespannt.

Weitere Symptome sind der Abgang vieler Blähungen, Bleistiftstühle sowie bitteres und saures Erbrechen, vor allem sofort nach der Nahrungs- bzw. Flüssigkeitsaufnahme. Nach dem Stuhlgang sind die Patienten oft sehr erschöpft. Bei alten Menschen lohnt sich der Einsatz von Phosphor auch bei unwillkürlichem Stuhlabgang. Zudem fällt ein häufiger, überreichlicher Harndrang besonders in den Nachtstunden auf. Der Harn ist oft eiweißreich – man sieht hier den besonderen Bezug zu rheumatischen Erkrankungen. (Mezger).

Bei Neuralgie und Neuritiden empfindet der *Arsenicum-album*-Patient brennende Schmerzen, die sowohl nachts als auch durch Kälte verschlechtert werden. Die allgemeingültige Modalität von Arsenicum album, die Besserung durch Hitze und heiße Anwendungen, ist auch hier zu finden. Gleichzeitig spiegelt sich die große Ruhelosigkeit dieser Patienten in dem Verlangen, die schmerzhaften Glieder ständig zu bewegen. Sie empfinden Kopfschmerzen mit Hitze, die durch Licht und Geräusche verschlimmert werden.

Antihomotoxikum:
Phosphorus-Injeel (forte) S
Arsenicum album-Injeel (forte) S
Phosphor-Homaccord
Ferrum-Homaccord

Antihomotoxische Medizin:
Phosphor-Homaccord beinhaltet neben Phosphor auch Argentum nitricum und Paris quadrifolia in Potenzakkord-Mischung. Durch diese Kombination wird nicht nur die Schmerzcharakteristik des Phosphor-Patienten beeinflusst, sondern auch die begleitende Kopfschmerzsymptomatik und die vegetative Dysregulation.

Das Präparat *Ferrum-Homaccord* ist eine Potenzakkord-Mischung aus verschiedenen Eisensalzen und Spiraea ulmaria, dem „Aspirin der Homöopathie". Eisensalze haben eine komplexe Wirkung auf die schmerzhafte Muskulatur des Schultergürtels und werden in der Homöopathie gerne bei Schulterschmerzen jeder Art gegeben. Im Vordergrund steht hierbei vor allem die spasmolytische Wirkung, weshalb Ferrum bei Dü 15 sehr gut geeignet ist.

3E 15

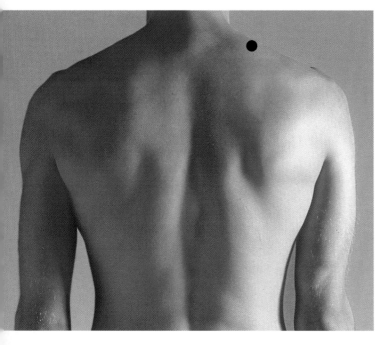

Chinesischer Name:
Tien Chiao (Himmelsgrube)

Lage:
Mitte des oberen Randes der Pars transversa des M trapezius in Schultermitte

Wirkung:
Dieser Punkt gilt als der Meisterpunkt der Arme. De La Fuye bezeichnete ihn als „hygrometrischen Punkt". Damit sind die Indikationen klar: Rheumatische Beschwerden und Neuralgien der oberen Extremitäten, HWS-Beschwerden und Torticollis. Interessant ist die Modalität: Verschlimmerung durch Nässe, Wind und Kälte. Der Punkt ist vor allem bei Patienten mit großer Wetterfühligkeit oft stark spontan schmerzhaft.

Homöopathikum:
Natrium sulfuricum

Allgemeines:
Natrium sulfuricum, das allgemein bekannte Glaubersalz, ist, gemischt mit Kaliumsulfat, in der Volksmedizin seit langer Zeit als das so genannte „Karlsbader Salz" bekannt. Es handelt sich dabei um ein Sulfat, das ähnlich aufgebaut ist wie Magnesium sulfuricum. Es hat eine deutliche Beziehung zum Wasserhaushalt des Körpers. Andererseits wird auch immer wieder eine choleretische Wirkung beschrieben. Dies kann durchaus bei der Auswahl des Arzneimittels mit berücksichtigt werden, wenn bei dem HWS-Syndrom eine Beziehung zur Leber und zu Verdauungsstörungen vorliegt. Interessanterweise weist auch die psychische Symptomatik der Patienten auf dieses Mittel hin: Sie fallen durch große Melancholie auf und kommen oftmals sehr missgelaunt in die Praxis. Dabei handelt es sich im Grunde genommen um ein Problem der Bindungsfähigkeit dieser Patienten. Sie haben nämlich in der Tiefe ihrer Seele immer das Gefühl von anderen Menschen abgeschlossen zu sein, und meinen keine echte Liebe zu kennen oder zu empfinden (Gawlick).

Homöopathie:
Bei *Natrium sulfuricum* gibt es in Bezug auf das HWS-Syndrom keine spezifischen Symptome. Der Patient beschreibt allgemeine rheumatoide Beschwerden. Zur Mittelauswahl muss daher entweder vom Punkt selbst oder von den oben beschriebenen Persönlichkeitssymptomen ausgegangen werden. Typisch sind auch die morgendlichen Durchfälle dieser Patienten, die bei den ersten Bewegungen, z. B. auf dem Weg ins Bad, einsetzen. Im Gegensatz dazu werden die typischen Sulfur-Patienten durch den morgendlichen Durchfall geweckt.

Antihomotoxikum:
Natrium sulfuricum-Injeel (forte)
Lymphomyosot
Traumeel S

Antihomotoxische Medizin:
Obwohl *Lymphomyosot* kein Natrium sulfuricum enthält, kann es ebenfalls als „hygrometrisches Mittel" aufgefasst werden. Aufgrund seiner Zusammensetzung kommt es zu einem Abfließen des Lymphödems, welches oftmals bei Patienten mit chronischem HWS-Syndrom im Nackenbereich zu finden ist.
In *Traumeel S* sind vor allem antiphlogistische und analgetische Komponenten enthalten, die einen regulierenden Einfluss auf die Muskulatur im Hals-Nackenbereich haben. Das Mittel beeinflusst auch die begleitenden entzündlichen Reaktionen im Bereich der HWS positiv. Diese Mechanismen unterstützen die Wirkung des Punktes mehr, als es Natrium sulfuricum allein vermag.

Di 15

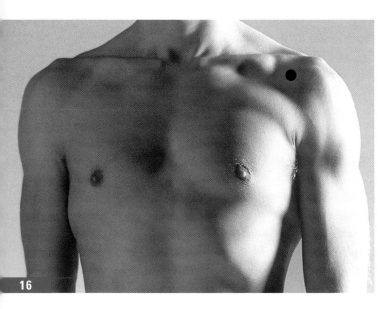

16

Chinesischer Name:
Jian Yu (Schulterknochen)

Lage:
In der Vertiefung vor dem Processus coracoideus

Wirkung:
Meisterpunkt für alle Paresen der oberen Extremitäten, zugleich aber auch für alle Neuralgien in diesem Bereich und im Schultergürtel

Homöopathikum:
Arnica

Allgemeines:
Die *Arnica*, eine in der heutigen Volksheilkunde sehr häufig eingesetzte Pflanze aus der Familie der Compositae (Korbblütler), ist nach Aussagen von Gawlick erst seit dem 18. Jahrhundert als Heilpflanze bekannt. Eine frühere Bezeichnung von Arnica lautet „Fallkraut". Hufeland empfiehlt sie als Heilmittel gegen die Folgen von Überanstrengung.
Verwendet werden im Wesentlichen die Wirkstoffe aus der Arnica-Wurzel. Es handelt sich dabei um ätherische Öle mit antiphlogistischer Wirkung. Weitere Bestandteile bewirken eine Erweiterung der peripheren Blutgefäße – ein wesentlicher Aspekt bei der Anwendung als Wundheilmittel. Außerdem wurde eine stimulierende Wirkung auf das Granulationsgewebe durch bestimmte Bestandteile der Blüte nachgewiesen.

Arnica wird auch als hilfreich bei der Resorption von Hämatomen bezeichnet. Bei Schädigungen der Muskulatur (z. B. Überlastung, Überanstrengung, Übersäuerung) fühlen die Patienten sich „wie zerschlagen". Dieses Gefühl kann als eines der Leitsymptome gelten, bei denen Arnica indiziert ist. Auch Patienten, die dem Arzt gegenüber ständig betonen, dass sie doch eigentlich gesund seien, dann aber eine Vielzahl von Symptomen und Gebrechen schildern, können mit Arnica gut behandelt werden.

Homöopathie:
Das wesentliche Einsatzgebiet von *Arnica* sind alle Formen von Überlastung und Überanstrengung von Muskeln, Gelenken und Sehnen. Im Vordergrund steht das Zerschlagenheits-Gefühl und die Hyperästhesie mit dem Empfinden, „das Bett sei zu hart".

Fallbeispiel:
Ich erinnere mich gut an eine Patientin, die starke Beschwerden im HWS-Bereich hatte, die bis zur rechten Schulter ausstrahlten. Die Patientin war zu mir gekommen und berichtete als erstes, dass sie eigentlich überhaupt nicht krank sei. Die Schmerzmittel, die sie nahm, ließen allerdings anderes vermuten. Sie wollte sich jedoch zunächst überhaupt nicht behandeln lassen. Nachdem ich sie zu einer Behandlung überreden konnte, wollte sie nicht auf meiner bequemen Liege liegen, da ihr diese zu hart vorkäme und Schmerzen im Bereich der Schulter und des Nackens hervorriefe. Sie würde zu Hause auch im Sitzen schlafen, weil sie keinen Druck auf diese Bereiche ertragen könne. Insgesamt erschien die Patientin äußerst reizbar und mürrisch. Doch bereits nach der ersten Injektion von Arnica-Injeel in den Punkt Di 15 kam es zu einem geradezu verblüffenden Stimmungsumschwung. Am Ende der Sitzung bedankte sich die Patientin sehr freundlich und entschuldigte sich: Meine Liege sei gar nicht so hart und sie sei froh, von mir behandelt zu werden – sie hätte doch starke Beschwerden.

Antihomotoxikum:

Arnica-Injeel (forte) S
Traumeel S

Antihomotoxische Medizin:

Traumeel S beinhaltet als wesentlichen Bestandteil Arnica montana. Durch die Kombination mit weiteren, sich ergänzenden Bestandteilen kommt es zu einer breiten und tief greifenden Unterstützung des Di 15.

B 11

Chinesischer Name:
Da Chu (Großes Weberschiffchen)

Lage:
1,5 cm lateral zwischen 1. und 2. Brustwirbeldorn

Wirkung:
Elias nennt diesen Punkt den Meisterpunkt der Knochen. Er vertreibt Wind, Hitze und Kälte aus dem Meridian, macht ihn frei und fördert den Qi-Fluss. Er reguliert zudem den Qi-Fluss im Knochensystem und der Rückenmuskulatur.

Homöopathikum:
Phytolacca
Symphitum

Allgemeines:
Botanisch handelt es sich bei *Phytolacca* um die Kermesbeere, die in Nordamerika heimisch ist und auch im Mittelmeerraum an feuchten Plätzen angebaut wird. Verwendet wird die überwinternde Wurzel. Sie gilt als giftig und kann eine heftige Reizung aller Schleimhäute hervorrufen. In Nordamerika wird die homöopathisierte Form gern gegen Erbrechen, Durchfall und Halsentzündung eingesetzt. Phytolacca zeigt im Arzneimittelbild Halsschmerzen oberhalb des Kehlkopfes, begleitet von Gelenkschmerzen, wie sie zum Beispiel im Rahmen eines Streptokokkeninfekts vorkommen können. Das Vorhandensein von rheumatischen Beschwerden veranlasste Stiegele dazu, dieses Mittel auch bei akutem Gelenkrheumatismus zu geben, wenn dieser Folge eines Streptokokkeninfekts war.

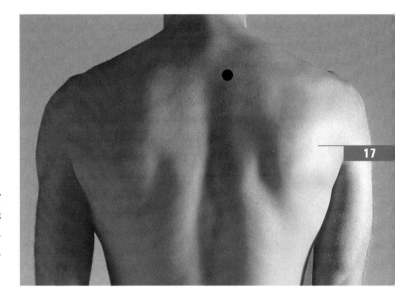

17

Symphitum, die Beinwurz, ist besonders wirkungsvoll bei der Heilung von Knochenschäden. Sie wurde bereits von Hildegard von Bingen und von Paracelsus dafür eingesetzt. Der Name „Bein" leitet sich vom alten Ausdruck für die Gebeine (Knochen) ab.

Man verwendet die frische, vor der Blüte gesammelte Wurzel. Diese enthält ein Glykosid und ein curareähnliches Alkaloid sowie Gerbstoffe und Allantoin. Gerade das Allantoin soll sehr hilfreich bei der Zellproliferation im Bereich des Bindegewebes sein.

In der Homöopathie wird Symphitum in tieferen Potenzen besonders erfolgreich bei der Heilung von Knochentraumen eingesetzt, wobei die Callusbildung beschleunigt und die Regeneration des Periost gefördert wird. Metzger schreibt hierzu: „Symphytum ist für Knochen, Periost, Nerven und Fasergewebe, was Arnika für Weichteile ist." Es wird auch eine heilende Wirkung bei Druckschädigung des Augapfels und bei Parodonitis erwähnt.

Homöopathie:

Patienten, für die *Phytolacca* geeignet ist, weisen oftmals gleichzeitig Gliederschmerzen und Symptome an den Organen des Rachenrings und der Lymphdrüsen auf. Sie haben rheumatische Schmerzen in den Muskeln, den Gelenken und den peripheren Nerven, die sich durch Bewegung und besonders bei nasskaltem Wetter verschlimmern. Die Schmerzen können in allen Gliedern, auch im Rücken und im Nacken, auftreten. Weitere Symptome sind Muskelkrämpfe, Steifheit der Extremitäten, ein großes Zerschlagenheitsgefühl im ganzen Körper, Ruhelosigkeit und der Drang sich zu bewegen, obwohl die Schmerzen dadurch schlimmer werden. Das unterscheidet diese Patienten von Rhus-toxicodendron-Patienten, bei denen die Schmerzen durch Bewegung besser werden. Phytolacca-Patienten empfinden ihre Schmerzen wie elektrische Schläge, als Stechen, Ziehen und Reißen in den Gliedern. Ihre Gelenke sind geschwollen. Die Schmerzen ähneln denen bei einer Entzündung der Knochenhaut und treten besonders am Stirnbein und an anderen Gesichtsknochen auf.

Indikationen für *Symphitum* sind Schmerzhaftigkeit des Periosts und stechender Schmerz. Das Mittel ist wichtig bei Verletzungen der Sehnen und Bänder sowie des Periosts. Es hilft bei allen Gelenkentzündungen mit Schädigung der Grundstrukturen.

Antihomotoxikum:

Phytolacca-Injeel (forte)
Symphitum-Injeel (forte)
Gelsemium-Homaccord
Spascupreel

Antihomotoxische Medizin:

Auch wenn weder in *Gelsemium-Homaccord* noch in *Spascupreel* Phytolacca enthalten ist, ist die Gesamtwirkung dieser Komplexpräparate (analgetisch und antiphlogistisch) doch der von Phytolacca sehr ähnlich. Beide Mittel eignen sich für die Unterstützung dieses Punktes ganz hervorragend.

B 39 (44)

Chinesischer Name:

Shen Tang (Göttliche Halle)

Lage:

Die Durchnummerierung der Blasen-Punkte ist in der Literatur unterschiedlich. Der Punkt B 39 wird oft auch als B 38 oder als B 44 bezeichnet. Aus diesem Grunde ist es sinnvoll, sich an die chinesische Bezeichnung zu halten, obwohl die europäische Schreibweise differieren kann. Ein ungefährer Anhaltspunkt ist aber immer zu finden. Der Punkt Shen Tang liegt in Höhe des 5. Brustwirbeldorns auf dem äußeren Ast des Blasenmeridians, 3 cm lateral der Dornfortsätze.

Wirkung:

Dieser Punkt hat eine generelle spasmolytische Wirkung auf die Nackenmuskulatur sowie eine analgetische Wirkung bei Schulter-Arm-Syndrom, Zervikal-

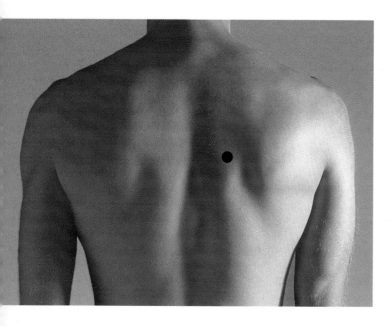

migräne und BWS-Syndrom. Eine interessante Beobachtung, die von vielen Kollegen bestätigt wird, ist die schlagartige Besserung von Sodbrennen, sofern dieses mit einem HWS-BWS-Syndrom vergesellschaftet ist.

Homöopathikum:
Ferrum metallicum
Cuprum

Allgemeines:
Ferrum metallicum ist bei Störungen der Blutbildung und daraus resultierender mangelnder Sauerstoffsättigung des Blutes indiziert. Gawlick berichtet bei diesen Patienten über eine gesteigerte Reizbarkeit, aggressive Aktivität und Unbeherrschtheit als Zeichen ihrer sympathikotonen Übererregbarkeit. Bei Jugendlichen finden wir oftmals den asthenisch-athletischen Habitus durch zu schnelles und ungleichmäßiges Wachstum.
Cuprum ➜ Dü 4 (Seite 11)

Homöopathie:
Patienten, bei denen *Ferrum metallicum* indiziert ist, empfinden ein Kältegefühl am ganzen Körper und umschriebene Hyperästhesien mit Brennen, besonders im Kopfbereich. Sie haben rheumatoide Schmerzen in Muskeln und Gelenken, die oftmals von der Halswirbelsäule bis zum linken Schultergelenk ausstrahlen. Während das Gesicht gerötet ist und am Kopf Hitze und ein Energiestau gefühlt werden, sind Arme und Hände eiskalt. Die Gliederschmerzen bessern sich bei Bewegung und verschlimmern sich in Ruhe, so dass der Patient oftmals nachts das Bett verlassen und umhergehen muss. Typisch sind auch die stechenden und reißenden Schmerzen im linken Schultergelenk.
Cuprum ➜ Dü 4 (Seite 11)

Antihomotoxikum:
Ferrum metallicum-Injeel (forte)
Cuprum-Injeel (forte)
Ferrum-Homaccord

Antihomotoxische Medizin:
Das Präparat *Ferrum-Homaccord* ist eine Potenzakkord-Mischung aus verschiedenen Eisensalzen und Spiraea ulmaria, dem „Aspirin der Homöopathie". Eisensalze haben eine komplexe Wirkung auf die schmerzhafte Muskulatur des Schultergürtels und werden in der Homöopathie gerne bei Schulterschmerzen jeder Art gegeben. Im Vordergrund steht hierbei vor allem die spasmolytische Wirkung, weshalb Ferrum bei Dü 15 sehr gut geeignet ist.

LG 13

Chinesischer Name:
Tao Dao (Weg der Umwandlung)

Lage:
Dicht unter dem Processus spinosus des 1. Brustwirbels

Wirkung:
Einer der wichtigsten Punkte, da er alle Yang-Meridiane beeinflusst. Seine Hauptwirkung richtet sich auf das Zervikalsyndrom, auch mit Migräne, sowie auf alle Neuralgien und Entzündungen im Schultergürtel.

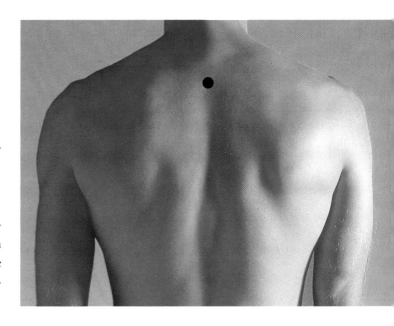

Homöopathikum:

Acidum picrinicum
Carboneum sulfuratum

Allgemeines:

Früher wurde *Acidum picrinicum* als so genanntes „Esbachsches Reagenz" zum Fällen von Eiweißen zum Beispiel aus dem Urin benutzt. Toxikologisch liegt sein Hauptangriffspunkt in Gehirn und Rückenmark. Außerdem reizt es die Rückenmarkszentren für das Genitalsystem, Folge sind Priapismus und massiv erhöhte Eiweißausscheidung. Acidum picrinicum färbt alle Gewebe intensiv gelb und wurde deshalb in Kriegszeiten von den Soldaten zur Vortäuschung einer Gelbsucht verwendet.

Carboneum sulfuratum ist in der Literatur auch als Carbonicum sulfuratum (Schwefelkohlenstoff) bekannt. In der Industrie wird es wegen seines ausgezeichneten Lösungsvermögens für Isoliermaterial und Gummiisolierungen verwendet. Aus diesem Bereich kommen deshalb auch die ersten beschriebenen Krankheitsbilder und Symptome, die bei Vergiftungen von Fabrikarbeitern aus dieser Branche beobachtet wurden.

Durch die Dämpfe entstehen Verkrampfungen der quer gestreiften Muskulatur sowie eine Stomatitis ulcerosa. Als chronische Folgen werden Benommenheit, Ohrgeräusche mit Schwerhörigkeit, Störungen des Sehvermögens und Impotenz beschrieben (Mezger). Übrigens finden sich bei Acidum-picrinicum-Patienten – besonders im Hinblick auf die Sexualität und das Sehvermögen – verblüffend ähnliche Symptome!

Homöopathie:

Generelle Themen bei der Verwendung von *Acidum picrinicum* sind Schwäche, Ängste, Zwänge und Schweiß. Dem Krankheitszustand liegt eine große Schwäche im Genitalbereich zugrunde, die als Folge von sexueller Überreizung zu deuten ist. Oftmals handelt sich bei den Patienten, die mit Acidum picrinicum wirkungsvoll behandelt werden können, um Intellektuelle, die geistig sehr hart arbeiten, aber dabei immer wieder durch zwanghafte Gedanken sexueller Natur gestört werden. Bei Überforderung sind diese Menschen entschlussunfähig, willensschwach und deprimiert. Sie bekommen Kopfschmerzen, die häufig im Nacken beginnen und sich bis hinter die Augen ausbreiten. Zudem berichtet der Patient oftmals über Schwindelgefühle und Schwere des Kopfes. Die Beschwerden werden durch geistige und körperliche Anstrengung verschlimmert, besonders nach sexueller Erregung und Betätigung, durch Kummer und Sorgen sowie durch lokale äußere Wärme (Gawlick). Eine Besserung tritt durch frische Luft, kaltes Wasser, durch festen Druck auf die verspannte Nackenmuskulatur und vor allem durch Ruhe und Liegen ein.

Carboneum-sulfuratum-Patienten berichten von Benommenheit und Schwere des Kopfes und von heftigen Kopfschmerzen. Diese Kopfschmerzen treten besonders in Stirn und Schläfen auf, beim Bücken, Lesen, Kopfschütteln und beim harten Auftreten. Der Schmerz ist drückend und ziehend. Es kommt zu einer verminderten Schmerzempfindung und zu Sensibilitätsstörungen an Armen, Händen und Füßen (Ameisenlaufen, Gefühl wie von elektrischem Strom, Kribbeln, Prickeln über die ganze Haut) (Mezger).

Antihomotoxikum:

Discus compositum N mit Kalmia
Gelsemium-Homaccord
Lathyrus sativus-Injeel

Antihomotoxische Medizin:

Discus compositum N mit Kalmia ist ein Komplexpräparat mit den Bestandteilen Kalmia, Mercurius praecipitatus ruber und Asa foetida. Bei diesem Präparat zeigt sich eine Wirkrichtung, die vor allem die Punktmodalität der entzündlichen neuralgiformen Beschwerden im HWS-Bereich angeht.

Gelsemium-Homaccord enthält Gelsemium, Rhus toxicodendron und Cimicifuga in einer Potenzakkordmischung. Die Mischung zeigt eine Gesamtwirkung, die der Wirkrichtung von Zincum nicht nur nahe kommt, sondern diese noch um einiges erweitert. Beispiele hierfür sind die lokale Ausrichtung von Gelsemium auf die Halswirbelsäule und die Schmerzcharakteristik von Rhus toxicodendron.

LG 19

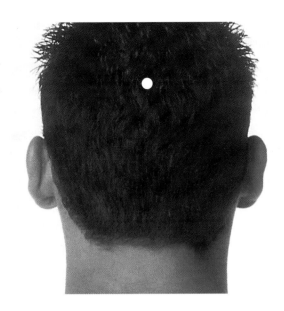

Chinesischer Name:
Hou Ting (Hinterer Scheitel)

Lage:
Am Kreuzungspunkt der Sutura lambdoidea und der Sutura sagittalis

Wirkung:
Bachmann bezeichnete die Kombination von LG 19 und KG 15 als das „Bellergal der Akupunktur". Dies zeigt deutlich die Einsatzmöglichkeiten dieses Punktes. Vor allem psychisch überlagerte neuralgiforme Beschwerden im HWS-Kopf-Bereich werden durch diesen Punkt günstig beeinflusst.

Homöopathikum:
Zincum metallicum
Latrodectus mactans

Allgemeines:
Zinkpräparate ➔ Dü 3 (Seite 9)
Bei *Latrodectus mactans* (Schwarze Witwe) handelt es sich um eine Giftspinne, die unter anderem in Amerika heimisch ist und von Hering als „Theridion" in die Homöopathie eingeführt wurde. Die Tiere sind ungefähr so groß wie ein Kirschkern. Häufig sitzen sie auf der Unterseite von Blättern. Es wird berichtet, dass ein einziger Biss sogar für Kühe und Pferde tödlich sein kann, auch für Menschen besteht Lebensgefahr. Sie werden, bedingt durch das neurotoxische Gift der Spinne, von heftigem Schüttelfrost befallen und haben Schmerzen in allen Knochen. Eine orale Aufnahme des Gifts führt offensichtlich nicht zu Vergiftungserscheinungen.

Homöopathie:
Zincum metallicum ➔ Dü 3 (Seite 9)
Bei *Latrodectus*-Patienten liegt eine allgemeine Überempfindlichkeit aller Sinne, besonders des

Gehörs vor. Geräusche scheinen durch den ganzen Körper zu dringen, dieses Gefühl wird oftmals von Schwindel begleitet. Der Schwindel wird durch Geräusche schlimmer. Der Patient hat Kopfschmerzen und leidet unter Übelkeit und Erbrechen, wenn er die Augen schließt, verstärken sich die Beschwerden. Die Schmerzen sitzen tief im Gehirn. Hinzu kommen Schmerzen in den Knochen („als ob alle Teile auseinander fallen wollen", „wie zerbrochen") und zwischen den Schultern. Der Patient ist zwischen den Wirbeln sehr empfindlich und sitzt seitwärts auf dem Stuhl, um Druck auf die Wirbelsäule zu vermeiden (Mezger).

Antihomotoxikum:
Zincum metallicum-Injeel (forte)
Spigelon

Antihomotoxische Medizin:
Spigelon ist ein Kombinationspräparat aus fünf pflanzlichen und zwei mineralischen Bestandteilen. Die Hauptwirkung dieses Medikaments richtet sich auf neuralgiforme Beschwerden, Kopfschmerzen und Migräne, eine Symptomatik, wie sie ähnlich für Theridion bzw. Latrodectus mactans beschrieben wird.

Tabellarische Zusammenstellung

Punkt	Homöopathikum	Antihomotoxikum
3E 15	Natrium sulfuricum	Natrium sulfuricum-Injeel (forte) Lymphomyosot Traumeel S
Di 4	Hydrastis Veratrum	Hydrastis-Injeel (forte) Veratrum-Injeel (forte) S Mucosa compositum Veratrum-Homaccord
Di 10	Antimonium crudum	Antimonium crudum-Injeel
Di 15	Arnica	Arnica-Injeel (forte) S Traumeel S
KS 9	Aconit Ginseng	Aconitum-Injeel S Aconitum-Homaccord Spascupreel

3E 15 ➡ **Seite 14**

Di 4

Chinesischer Name:
Ho Ku (Talbegegnung)

Lage:
Auf der Dorsalseite der Hand im Winkel zwischen dem 1. und 2. Os metacarpale

Wirkung:
Quellpunkt des Meridians, steht in direkter Verbindung mit dem Lo-Punkt des Lungenmeridians. Lei-

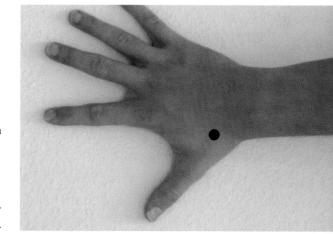

tet die Hitze aus dem Lungenmeridian ab, lindert den Schmerz und stärkt die Abwehr. Meisterpunkt der Schmerzen der oberen Extremitäten, aber auch wichtiger Stoffwechselpunkt. Wird oft als Fernpunkt bei Schulter-Nackenbeschwerden und bei Kopfschmerzen/Migräne eingesetzt.

Homöopathikum:

Hydrastis canadensis
Veratrum album

Allgemeines:

Hydrastis canadensis ist die kanadische Gelbwurzel und gehört wie auch Pulsatilla zur Familie der Anemonengewächse. Sie wächst in den Wäldern Nordamerikas und enthält drei wichtige Alkaloide, die zum Teil den Alkaloiden des Opiums nahe stehen. In großen Dosen wirken diese narkotisch-tetanisch und herzlähmend. Die Alkaloide rufen Kontraktionen des Uterus und der Blutgefäße hervor. Die Indianer benutzten Hydrastis deshalb als Hämostatikum. Durch seine Bestandteile wird auch der Einsatz bei Gallenkoliken verständlich, greift Hydrastis doch regulierend und spasmuslösend in die Peristaltik der Gallenwege ein. Die Hauptwirkung zeigt sich jedoch an den Schleimhäuten des ganzen Körpers, wenn diese zu vermehrter Absonderung und zu Entzündungen neigen. Die Verdauungsorgane, insbesondere die Leber, werden durch Hydrastis stark angeregt, Verstopfungen durch fehlenden Gallenfluss (Mezger) werden gelöst.

Veratrum album (weiße Nießwurz) wächst in den Hochgebirgen Europas und enthält als Hauptwirkstoff Protoveratrin, ein Alkaloid, dessen Hauptwirkung im Bereich der Muskeln und Nerven liegt. Im Vergiftungszustand ruft es ein krampfartiges Zusammenziehen der Muskeln hervor. Der Vagus wird gereizt und anschließend gelähmt, es treten Pulsverlangsamung, Erbrechen, Temperaturabfall, starke Schweiße und choleraartige Durchfälle auf. In der täglichen Praxis ist Veratrum album ein hilfreiches Mittel beim vasomotorischen Kollaps: Im Notfall einige Tropfen Veratrum album D4 direkt auf die Zunge geträufelt, lässt den Blutdruck sehr schnell wieder ansteigen. Hahnemann verwendete dieses Mittel sehr erfolgreich bei der Behandlung der Cholera, beschreibt aber, dass im akuten Zustand die Wirkung des Mittels sehr schnell nachlässt und man deshalb häufige Gaben verabreichen sollte.

Homöopathie:

Im Vordergrund steht bei Patienten, denen *Hydrastis* hilft, die Magen-Darm-Problematik. Oftmals bestehen chronische Schädigungen der Schleimhäute, besonders im Magen-Darm-Trakt. Wichtige Leitsymptome sind die Verstopfung mit Schleim bei gereizter Darmschleimhaut und die allgemeine Verschlimmerung durch Kälte. Die Patienten berichten über dumpfe, heftige Schmerzen im Stirnbereich sowie scharfe, schneidende Schmerzen in den Schläfen – hier sind die typischen Zusammenhänge zwischen Stirn- bzw. Nasennebenhöhlen und dem Magen-Darm-Trakt zu beobachten.

Ebenso wie bei Hydrastis-Patienten ist bei *Veratrum album*-Patienten das Störfeld im Magen-Darm-Trakt zu suchen. Im Vordergrund stehen hier allerdings Durchfälle, begleitet von Kreislaufschwäche mit Kollapszuständen. Dementsprechend sind die homöopathischen Symptome aus dem Bereich des Kopfes: Schwindel mit Schwarzwerden vor Augen und kaltem Schweiß, Verschlimmerung beim Bücken, heftiger Kopfschmerz mit starkem Harndrang sowie ein Kältegefühl, als wenn Eis auf dem Kopf läge.

Antihomotoxikum:

Hydrastis-Injeel (forte)
Veratrum-Injeel (forte) S
Veratrum-Homaccord
Mucosa compositum

Antihomotoxische Medizin:

Mucosa compositum beinhaltet Hydrastis und Veratrum und deckt beide Einzelmittel in Verbindung mit mehreren Mucosa-Bestandteilen sehr breit ab. Auch hier zeigt sich die Verbindung zwischen Schleimhäuten, Dickdarm und dem Kopfbereich sehr deutlich.

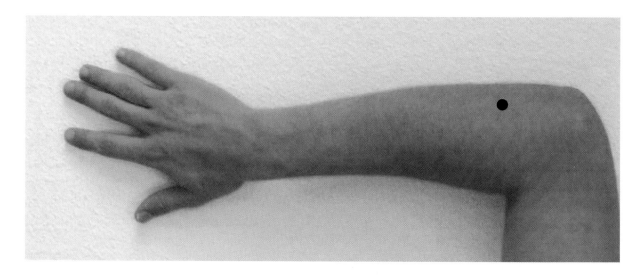

Chinesischer Name:
San Li (Drei Meilen)

Lage:
3 QF distal der lateralen Ellenbogenfalte am lateralen Rand des Musculus extensor digitorum communis. Er ist immer spontan druckschmerzhaft.

Wirkung:
Ein Punkt, der spasmolytisch auf die Arm-Nacken-Muskulatur wirkt. Gerne eingesetzt bei Schmerzen und Paresen des Armes, aber auch bei Scheitelkopfschmerzen und Migräne. Ein sehr wichtiger Punkt für das allgemeine Wohlbefinden, führt aus der Übellaunigkeit heraus.

Homöopathikum:
Antimonium crudum

Allgemeines:
Bei Patienten, für die *Antimonium crudum* angezeigt ist, stehen Erkrankungen des Bronchialsystems und der Lunge im Vordergrund. Aber auch geistige Symptome wie Übellaunigkeit, extreme Reizbarkeit, Neigung zu Ärger treten auf. Nach Mezger sind entzündliche Erscheinungen am Magen-

darmtrakt eine häufige Begleiterscheinung von Erkrankungen der Atemorgane (Nasennebenhöhlen).

Homöopathie:
Typische *Antimonium-crudum*-Patienten sind mürrisch, verdrießlich und ärgerlich, haben den ganzen Tag über grundlos üble Laune, reden mit niemandem und sind menschenscheu und kontaktarm. Kinder sind schwer zu führen und schlecht gelaunt, sie wollen sich vom Arzt keinesfalls untersuchen und anfassen lassen. Der Wasserhaushalt dieser Menschen ist gestört, sie vertragen weder Hitze noch Sonne. Beides führt zu Kopfschmerzen, als wolle der Schädel zerspringen, oder zu Kopfschmerzen mit Magenstörungen und Übelkeit. Die Schmerzen strahlen bis in die Finger aus und bewirken dort Steifheit und Schwäche.

Antihomotoxikum:
Antimonium crudum-Injeel

Antihomotoxische Medizin:
Antimonium crudum steht in Ampullenform nur als Einzelmittelinjeel zur Verfügung.

Di 15 ➡ **Seite 16**

KS 9

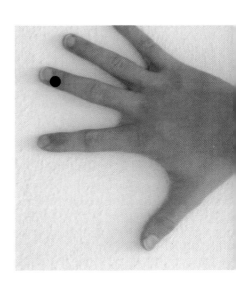

Chinesischer Name:
Zhong Chong (Konzentrierter Angriffspunkt)

Lage:
2 mm vom medialen Nagelfalzwinkel des Mittelfingers

Wirkung:
Tonisierungspunkt des Meridians. Notfallpunkt bei Kreislaufkollaps, wirkt auch bei Blutandrang zum Kopf und bei Kopfschmerzen. Oft eingesetzt bei Brachialgien jeglicher Art. Spezialpunkt bei Angst, Spannungskopfschmerzen und Brachialgien.

Homöopathikum:
Aconitum
Ginseng

Allgemeines:
Bei *Aconitum* handelt es sich um den blauen Eisenhut, der in Europa allgemein verbreitet ist. Verwendet wird die frische, zur Zeit der Blüte gesammelte Pflanze mitsamt der Wurzelknolle. Der wichtigste Bestandteil ist ein Alkaloid, das bereits in geringer Dosierung letal wirken kann. Deshalb wurde der Eisenhut im Altertum nicht gerne arzneilich eingesetzt. Die toxische Dosis wirkt verlangsamend und lähmend auf das Herzgefäß- und das Atmungssystem. Die Wirkung tritt sehr schnell und heftig ein, deshalb auch der weitere Name der Pflanze: „Sturmhut".
Bei *Panax ginseng* handelt es sich um eine Pflanze, die in Korea wild wächst, inzwischen aber wegen ihrer arzneilichen Nutzung in großen Kulturen angebaut wird. Je älter die Pflanzen sind, umso wertvoller sollen sie sein, da die arzneilichen Bestandteile in höherer Konzentration vorliegen. Die Pflanze wird als Tonikum bei Schwächezuständen der verschiedensten Art eingesetzt und soll auch bei Störungen des Nervensystems sehr wirkungsvoll sein. Ginseng enthält verschiedene Ginsenoside sowie einige Bestandteile, die von ihrer Wirkung her mit Geschlechtshormonen in Verbindung gebracht werden.

Homöopathie:
In der Homöopathie ist *Aconitum* das wichtigste und entscheidende Mittel bei allen schnell auftretenden, heftigen Entzündungszuständen und bei allen Folgen von starkem Schreck. Der Patient ist ruhelos und sehr ängstlich, er glaubt bald sterben zu müssen. Seine große Empfindlichkeit geht oftmals mit starker Schreckhaftigkeit und heftigem Herzklopfen einher. Interessanterweise verschlimmert klares Hochdruckwetter eindeutig die Beschwerden. Die Patienten berichten von einem lokalen Taubheitsgefühl auf der Haut, in den Fingern und Zehen („Handschuhgefühl" nach Mezger). Ziehende und einschießende, krampfartige Schmerzen mit Taubheitsgefühl herrschen vor, häufig empfinden die Patienten auch Ameisenlaufen in den Armen und Händen, von dem sie nachts erwachen. Die Schmerzempfindungen sind oftmals von kurzer Dauer, dafür aber sehr intensiv. Eine zusätzliche Indikation ist die Theridion-Neuralgie.
Ginseng ist beim Leitsymptom nervöse Erschöpfung und Abgespanntheit indiziert. Zu weiteren Symptomen gehören halbseitige Kopfschmerzen, Schmerzen im Hinterkopf, Schwellungsgefühl in den Händen, brennende Schmerzen in den Fingerspitzen sowie Steifigkeit und Zerschlagenheitsschmerz im Bereich der gesamten Rückenmuskulatur.

Antihomotoxikum:
Aconitum-Injeel (forte) S
Aconitum-Homaccord
Procainum compositum

Antihomotoxische Medizin:
Aconitum-Homaccord enthält neben Aconit noch Eukalyptus und Ipecacuanha, welche die typische Aconitum-Wirkung noch unterstützen.

Tabellarische Zusammenstellung

Punkt	Homöopathikum	Antihomotoxikum
Di 4	Hydrastis Veratrum album	Hydrastis-Injeel (forte) Veratrum-Injeel (forte) S Mucosa compositum Veratrum-Homaccord
Dü 3	Zincum sulfuricum	Zincum sulfuricum-Injeel (forte) Gelsemium-Homaccord Spascupreel
3E 5	Phosphor Causticum	Phosphorus-Injeel (forte) S Phosphor-Homaccord Causticum-Injeel (forte) S Neuralgo-Rheum-Injeel
Di 15	Arnica	Arnica-Injeel (forte) S Traumeel S
Dü 15	Phosphor Arsenicum album	Phosphorus-Injeel (forte) S Phosphor-Homaccord Arsenicum album-Injeel (forte) S Ferrum-Homaccord
3E 15	Natrium sulfuricum	Natrium sulfuricum-Injeel (forte) Lymphomyosot Traumeel S

Di 4 ➡ **Seite 22**

Dü 3 ➡ **Seite 9**

3E 5 ➡ **Seite 12**

Di 15 ➡ **Seite 6**

Dü 15 ➡ **Seite 13**

3E 15 ➡ **Seite 14**

Tabellarische Zusammenstellung

Punkt	Homöopathikum	Antihomotoxikum
Dü 3	Zincum metallicum	Zincum metallicum-Injeel (forte) Gelsemium-Homaccord Spascupreel
Dü 8	Oenanthe crocata	Traumeel S
Di 4	Hydrastis Veratrum	Hydrastis-Injeel (forte) Veratrum-Injeel (forte) S Mucosa compositum Veratrum-Homaccord
Di 10	Antimonium crudum	Antimonium crudum-Injeel
Di 11	Alumina Causticum	Causticum-Injeel (forte) S Neuralgo-Rheum-Injeel

Dü 3 ➜ Seite 9

Dü 8

Chinesischer Name:
Hsiao Hai (Kleines Meer)

Lage:
An der Dorsalseite des Armes zwischen Olecranon und Epicondylus ulnaris in der Olecranonrinne

Wirkung:
Sedierungs- und Ho-Punkt des Meridians. Vertreibt Feuchtigkeit und Hitze aus dem Ellenbogengelenk. Wirksam bei allen spastischen Beschwerden des Nackens und des oberen Rückens. Vor allem bei ent-zündlichen Beschwerden und Schmerzen im Ellenbogenbereich.

Cave: Nicht zu tief stechen, da es sonst zu einer Stichläsion des Nervus ulnaris kommen kann!

Homöopathikum:
Oenanthe crocata

Allgemeines:
Oenanthe crocata, die giftige Rebendolde, ist in Südafrika, Spanien und Algerien heimisch. Sie ist überaus toxisch und weist eine große Ähnlichkeit mit

27

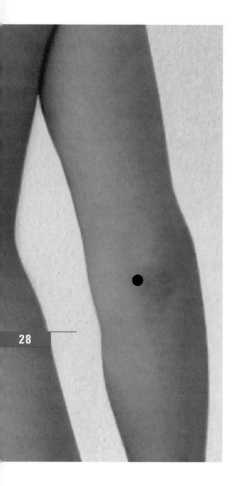

Sellerie und Karotten auf, was zu häufigen Vergiftungen führt. In der Homöopathie wird der Wurzelstock verwendet; dieser enthält ein Gift, das dem Gift des Wasserschierlings sehr ähnlich ist. Außerdem zeigt sich eine deutliche toxikologische Ähnlichkeit mit Cicuta virosa.

Homöopathie:
Das Leitsymptom sind heftige Krämpfe, die teilweise der Epilepsie ähnlich sind, sowie Krämpfe der Gesichtsmuskulatur (Mezger). Die Patienten klagen außerdem über ein störendes Gefühl, als ob sich der Rachen zusammenzöge, über Übelkeit und erfolgloses Erbrechen bzw. Würgen. Weitere Symptome sind heftiges Brennen in der Speiseröhre, im Magen und den Därmen sowie Gliederschwäche. In der Homöopathie ist *Oenanthe crocata* in diversen Komplexmitteln zu finden, deren Indikationen psychische und motorische Unruhezustände mit Krampfneigung, Epilepsie und verwandten Zuständen sind.

Es gibt aus Sicht der Homöopathie keinen Grund dieses Mittel als Einzelmittel einzusetzen – dies macht nur im Rahmen der Akupunktur bzw. der Homöosiniatrie Sinn.

Antihomotoxikum:
Oenanthe crocata ist in der Antihomotoxischen Medizin nicht vorhanden. Aus diesem Grunde muss auf ein ähnlich wirkendes Komplexmittel ausgewichen werden:
Traumeel S

Antihomotoxische Medizin:
Traumeel S wirkt als Komplexmittel antiphlogistisch, analgetisch und beruhigend. Es kommt in seiner Gesamtwirkung sowohl der Wirkung von Oenanthe crocata als auch derjenigen von Dü 8 sehr nahe.

Di 4 ➡ **Seite 22**

Di 10 ➡ **Seite 24**

Di 11

Chinesischer Name:
Chü Chi (Gewundener Teich)

Lage:
Bei angewinkeltem Unterarm am Ende der lateralen Beugefalte

Wirkung:
Tonisierungspunkt des Meridians, vertreibt Feuchtigkeit und Hitze aus dem Ellenbogengelenk und aus dem Dickdarm. Einzusetzen bei Paresen der Arme und Hände, bei Bursitis und Epikondylitis.

Homöopathikum:
Alumina
Causticum

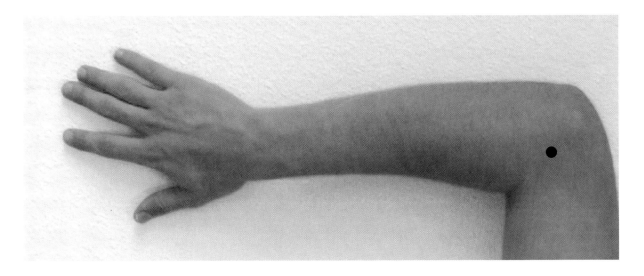

Allgemeines:

Alumina ➜ Dü 4 (Seite 10)

Causticum ist ein von Hahnemann gut geprüftes Homöopathikum. Es handelt sich dabei um das Wasser, mit dem Kalk gelöscht wurde. Bis heute ist noch nicht bekannt, worauf die Wirkung des Präparats beruht. Es hat aber ein sehr großes Wirkungsspektrum. Auf dieses Mittel kann in der naturheilkundlichen Praxis nicht verzichtet werden.

Homöopathie:

Alumina ➜ Dü 4 (Seite 11)

Die Symptome, bei denen *Causticum* indiziert ist, ähneln denen, bei denen man Zincum und Alumina anwendet. Bei Causticum steht aber weniger die Verkrampfung mit großer Schwäche im Vordergrund als vielmehr ein Lähmungsgefühl. Die Schmerzqualität ist reißend, die schmerzhafte Stelle fühlt sich an wie rohes Fleisch (Gawlick). Auch bei Mezger finden sich Hinweise auf rheumatoide Schmerzen mit vorwiegend reißendem Charakter und Taubheitsgefühl in den Muskeln, Gelenken und Nerven.

Bei Causticum-Patienten mit Beschwerden im HWS-Bereich beobachtet man immer wieder das subjektive Gefühl, als seien die Muskeln und Sehnen zu kurz. Die Patienten haben das Gefühl, als würde ihr Kopf zu einer Seite gezogen. Sie sind ständig dabei, den Kopf in die Gegenrichtung zu bewegen und dadurch die vermeintlich verkürzte Muskulatur wieder zu dehnen. Trockene Kälte, schönes, kaltes Wetter und Fahrradfahren verschlimmern die Beschwerden, regnerisches und Nebelwetter bessern sie. Es besteht ein großes Verlangen, kaltes Wasser zu trinken.

Antihomotoxikum:

Causticum-Injeel (forte) S
Neuralgo-Rheum-Injeel
Lathyrus sativus-Injeel

Antihomotoxische Medizin:

Neuralgo-Rheum-Injeel enthält neben Causticum als Potenzakkord Substanzen, die die Gesamtwirkung verstärken. Es stellt damit eines der stärksten Antihomotoxika in der Behandlung neuralgiformer Beschwerden dar.

Da Alumina in der Antihomotoxischen Medizin nicht zur Verfügung steht, kann im Einzelfall auch auf das ähnlich wirkende *Lathyrus sativus-Injeel* ausgewichen werden.

Tabellarische Zusammenstellung

Punkt	Homöopathikum	Antihomotoxikum
M 36	Arsenicum jodatum Pulsatilla	Arsenum jodatum-Injeel (forte) Pulsatilla-Injeel (forte) S Discus compositum N mit Kalmia Coenzyme compositum
B 21 – B 25	21: Abrotanum 22: Argentum nitricum 23: Therebentina 25: Aloe	Colocynthis-Homaccord Neuralgo-Rheum-Injeel Traumeel S Zeel comp. N Lymphomyosot
B 60	Magnesium phosphoricum	Magnesium phosphoricum-Injeel (forte) Lymphomyosot Neuralgo-Rheum-Injeel Zeel comp. N
B 62	Cimicifuga	Cimicifuga-Injeel (forte) S Cimicifuga-Homaccord Discus compositum N mit Kalmia
G 34	Plumbum	Plumbum metallicum-Injeel Placenta compositum
G 41	Colocynthis	Colocynthis-Injeel (forte) S Coloynthis-Homaccord Neuralgo-Rheum-Injeel

M 36

Chinesischer Name:
Tsu San Li (Drei Fußdörfer)

Lage:
Vier QF (3 cm) kaudal des unteren Patellarandes, eine Daumenbreite neben der Tibiakante, auf dem Musculus tibialis anterior

Wirkung:
Dieser Punkt gehört zu den Superpunkten in der Akupunktur. In der klassischen Literatur wird er als Ausflusspunkt des Meeres der Nahrungsenergie bezeichnet. Ihm wird in nahezu allen Akupunkturwerken eine besondere Bedeutung zugemessen. Mit seinem Beinamen heißt dieser Punkt auch „Göttlicher Gleichmut", was auf seine Wirkung auf die Psyche hindeutet. Nach Bischko führt die Nadelung dieses Punktes zu dem, was wir allgemein unter „asiatischer Ruhe" verstehen. Er wurde und wird viel dazu verwendet, die Marschleistung zu verbessern, deshalb auch sein Name „Drei Fußdörfer". Er hat eine ausgeprägte Wirkung auf die unteren Extremitäten und wird in der klassischen Literatur auch als der „große Heiler der Knie und Füße" bezeichnet.

Homöopathikum:
Arsenicum jodatum
Pulsatilla

Allgemeines:
Arsenicum jodatum vereint die beiden Komponenten Arsen und Jod. Die Patienten, denen dieses Mittel hilft, sind eher hager und unruhig, leiden unter Kräfteverfall und haben große Schwierigkeiten die Schmerzen zu akzeptieren. Auch ein deutlicher Gewichtsverlust (Komponente des Jods) fällt oft auf, typisch ist zudem die chronische Nasennebenhöhlenentzündung.
Pulsatilla (Küchenschelle) ist eine europäische Pflanze, sie wächst auf kalkhaltigen Böden, oftmals an einem Einzelstandort in kleinen Gruppen, in Senken, die sehr lange feucht sind. Im Frühjahr ist sie eine der ersten Pflanzen, die ihre Blüte durch den

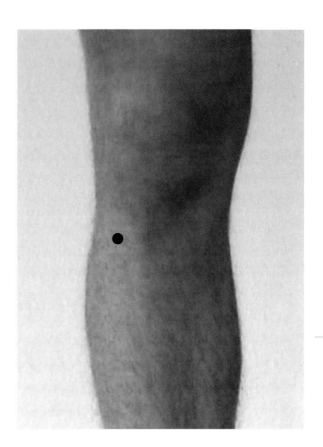

Schnee ans Licht schickt. Sie ist nach Boericke bei hartnäckigen, reizenden, ätzenden Absonderungen angezeigt. Die Absonderungen reizen die Schleimhaut, aus der sie kommen und über die sie fließen – dementsprechend ist die Schleimhaut rot, geschwollen, sie juckt und brennt. Eine besondere Indikation sind chronische Entzündungen der Schleimhaut im Nasen- und Nasennebenhöhlenbereich, auch die hier als Depositionsphase zu sehenden Polypen sprechen gut auf dieses Mittel an.

Homöopathie:
Es gibt zu *Arsenicum jodatum* nur sehr wenig spezifische Symptome. Meist verschlimmern sich die Beschwerden durch Kälte. Arsenicum jodatum ist sehr stark mit der Erscheinungsform der Tuberkulose verbunden. Aus diesem Grunde ist auch der Einsatz bei Beschwerden der Bewegungsorgane, die mit schleimhautbedingten Erkrankungen einhergehen, am Punkt M 36 sinnvoll (z. B. bei einer fortgeschrittenen Tuberkulose).
Generell besteht bei *Pulsatilla* das Verlangen nach Kälte, da jede Form von Wärme als unangenehm

empfunden wird und die Beschwerden verschlimmert. Dabei kann es sich um äußere Wärmeeinwirkung handeln, aber auch um die Wärme im Bett oder in einem überheizten Zimmer. Auch eine Verschlimmerung in Ruhe sowie vor und während der Monatsblutung sind typisch. Es besteht das Verlangen nach Bewegung, nachts wechseln die Patienten häufig ihre Lage. Andererseits kann aber auch Kälte Rückenschmerzen auslösen, nämlich wenn die Patienten im Bereich der Füße, der unteren Extremitäten oder des Unterleibs kalt geworden sind, z. B. durch Sitzen auf einem kalten Stein. Dies kann auch zu Blasenreizungen und Blasenentzündungen führen. Die Beschwerden wechseln häufig die Lokalisation, Patienten berichten über Einschlafen der Glieder in Ruhe.

Antihomotoxikum:

Arsenum jodatum-Injeel (forte)
Pulsatilla-Injeel (forte) S
Discus compositum N mit Kalmia
Coenzyme compositum

Antihomotoxische Medizin:

Discus compositum N mit Kalmia enthält zwar weder Arsenicum jodatum noch Pulsatilla, jedoch ist es in seiner Gesamtwirkung beiden Mitteln insgesamt außerordentlich ähnlich. Die Indikation bei großer Schwäche der Patienten, die Wirkung auf neuralgische Beschwerden sowie auf die Schleimhäute sind in Discus compositum mit Kalmia doch sehr ausgeprägt.

Die Indikation von *Coenzyme compositum* scheint auf den ersten Blick nicht leicht nachvollziehbar. Geht man aber davon aus, dass bei rezidivierenden Lumboischialgien durch die permanente Überreizung ein Energiedefizit im zellulären Stoffwechsel entsteht und dadurch einerseits die Schleimhäute anfällig werden und andererseits bei den Patienten eine deutliche Schwäche bemerkbar ist, wird die Zuordnung verständlich.

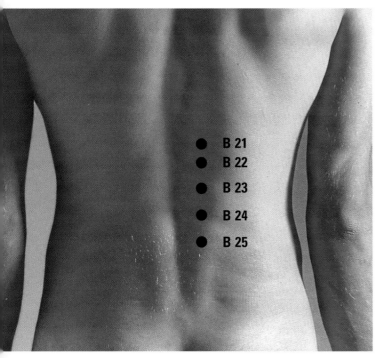

B 21

Chinesischer Name:
Wei Shu (Zustimmungspunkt des Magens)

Lage:
Zwischen 12. Brustwirbel und 1. Lendenwirbel, etwa 1,5 cm lateral der Dornfortsatzspitzen

Wirkung:
Zustimmungspunkt des Magenmeridians, reguliert Schmerzen im Bereich des Epigastriums, auch wenn die Beschwerden von der Wirbelsäule nach ventral fortgeleitet sind. Löst Verspannungen in der umliegenden Wirbelsäulenmuskulatur.

Homöopathikum:
Abrotanum

Allgemeines:

Abrotanum (Eberraute) ist eine Pflanze aus Südeuropa, die zur Familie der Korbblütler zählt. Sie enthält ein ätherisches Öl mit einer starken Gefäßbeziehung sowie ein Cumarin-Derivat mit starker choleretischer Wirkung. Mezger beschreibt eine starke Wirkung auf die Lymphdrüsen des Mesenteriums sowie auf den Magen. Zudem berichtet er über die Wirkung des Mittels bei rheumatoiden Beschwerden, die in der Schulterblattgegend auftreten, und bei Schmerzen des Nervus ischiadicus. Interessant ist ein Wechsel der Symptomatik von rheumatischen Beschwerden zu Ausscheidungssymptomen. Wegen der Beziehung zu den Gefäßen wird Abrotanum in der Homöopathie gerne auch bei Akne rosacea und bei Hämangiomen verwendet.

Homöopathie:

Der typische *Abrotanum*-Patient macht trotz seines guten Appetits einen abgemagerten Eindruck. Besonders im Beinbereich findet man eine deutliche Muskelatrophie.
Die Beschwerden verschlimmern sich durch Kälte, Nässe und Nebel.

Antihomotoxikum:

Colocynthis-Homaccord
Neuralgo-Rheum-Injeel
Traumeel S
Zeel comp. N
Lymphomyosot

Antihomotoxische Medizin:

Selbstverständlich kann man die Einzelmittel bzw. die Einzelmittel-Injeele den einzelnen Punkten zuordnen. In praxi hat sich jedoch ein anderes Vorgehen bewährt. Die Lumbago bzw. die Lumboischialgie ist ein meist diffuses, selten klar lokalisiertes Geschehen. Aus diesem Grunde sollten – auch aus Rücksicht auf den Patienten – die Punkte B 21 und B 25 lediglich mit einem der genannten Komplexmittel behandelt werden. Bei akuten und entzündlichen Geschehen werden eher Colocynthis-Homaccord und Traumeel S bevorzugt, bei chronischen und degenerativen Geschehen eher Neuralgo-Rheum-Injeel und Zeel comp. N. Lymphomyosot ist ein Mittel, welches additiv eingesetzt wird, wenn im Bereich der Lendenwirbelsäule Verquellungen im Sinne eines lokalen Ödems vorhanden sind.

B 22

Chinesischer Name:

Sa Chiao Shu (Zustimmungspunkt des Dreifachen Erwärmers)

Lage:

Zwischen 1. und 2. Lendenwirbel, etwa 1,5 cm lateral der Dornfortsatzspitzen

Wirkung:

Dieser Punkt wird seltener gestochen. Er hat eine ausgeprägte Wirkung auf die Regulation des Dreifachen Erwärmers und wird deshalb bei psychischer Labilität, bei Spasmen im Urogenitaltrakt, aber auch bei Rückenschmerzen mit Ausstrahlungen in den Abdominalbereich eingesetzt.

Homöopathikum:

Argentum nitricum

Allgemeines:

Jeder Arzt kennt *Argentum nitricum* (Silbernitrat) aus der Geburtshilfe. Ganz allgemein hat das Mittel eine starke Beziehung zu den Schleimhäuten, besonders den Schleimhäuten im Urogenitaltrakt und im Magen-Darm-Trakt. Hier wie auch ganz allgemein berichten die Patienten über einen scharfen Splitterschmerz, der sich in der Wärme verschlimmert sowie nachts und morgens besonders heftig ist. Der Argentum-nitricum-Patient zeichnet sich durch nervöse Überreizung aus, er leidet unter Ängstlichkeit und unter neurotischen Vorstellungen. Besonders auffallend ist dabei die Höhenangst: Der Patient kann nicht nach unten blicken, weil er dann das Gefühl hat, in die Tiefe gezogen zu werden. Zudem hat er Angst vor der Zukunft und vor Unvorhersehbarem, wozu auch die Prüfungsangst gehört. Dem Patienten macht jede Ungewissheit Angst, sei es der Theaterbesuch, der Arztbesuch oder eben eine Prüfung. Seine Angst schlägt ihm auf den Magen-Darm-Trakt, es kommt zu Durchfällen. Erst mit Eintritt der eigentlichen Prüfungssituation tritt eine Besserung ein. In der Homöopathie ist deshalb Argentum nitricum eines der großen Mittel gegen Prüfungsangst. Typisch sind neben diesen Hauptsymptomen das starke Verlangen nach Süßigkeiten, die aber nicht vertragen werden, Magenschmerzen, Durchfälle sowie heftige Blähungen mit lauten Darmgeräuschen. Argentum nitricum kann auch bei intestinalem Candidabefall eingesetzt werden.

Homöopathie:

Typisch sind nervöse Symtome wie Schwindel, Zittern der Glieder, Gedächtnisschwäche, hastiges Wesen und Angst, die teilweise zu heftigem Herzklop-

fen und Unruhe führt. Der Patient berichtet neben seinen Rückenschmerzen fast immer von Magen-Darm-Symptomen. Seine Rückenschmerzen werden durch Wärme und nachts schlimmer, vor allem aber auch dann, wenn er an sie denkt. Sie bessern sich durch Abkühlung, kalte Waschungen und Druck auf die schmerzhafte Stelle. Die Patienten klagen über ein Taubheitsgefühl auf dem Rücken und in der Lendengegend, zum Teil auch über eine starke Schwäche in den Unterschenkeln nach langer Anstrengung, so dass sie kaum gehen können. Die Unterschenkel fühlen sich steif an. Nachts treten Magenkrämpfe auf.

Antihomotoxikum:

Colocynthis-Homaccord
Neuralgo-Rheum-Injeel
Traumeel S
Zeel comp. N
Lymphomyosot

Antihomotoxische Medizin:

➜ B 21 (Seite 33)

B 23

Chinesischer Name:

Shen Shu (Zustimmungspunkt des Nierenmeridians)

Lage:

Zwischen 2. und 3. Lendenwirbel, etwa 1,5 cm lateral der Dornfortsatzspitzen

Wirkung:

In der chinesischen Medizin werden Niere und Nebenniere gemeinsam betrachtet. Daher wirkt dieser Punkt vor allem bei Müdigkeit, Abgeschlagenheit und „rheumatischen Geschehen", das typische Zerschlagenheitsgefühl bei Lumbago fällt.

Homöopathikum:

Terebinthina

Allgemeines:

Terebinthina ist die Bezeichnung für Terpentin aus harzreichen Kiefernarten. Es hat einen besonderen Bezug zu blutenden Schleimhäuten und diversen Nierenstörungen.

Homöopathie:

Es gibt bei *Terebinthina*-Patienten nur wenige typische homöopathische Symptome im Zusammenhang mit Rückenschmerzen. Man wird diesen Punkt besonders dann wählen, wenn er lokal schmerzhaft ist und wenn man ein Störfeld im Blasen-Nierenbereich vermutet. Mezger empfiehlt den Punkt bei Schmerzen rheumatoider Art in allen Muskeln und entlang der Nervenstränge.

Antihomotoxikum:

Colocynthis-Homaccord
Neuralgo-Rheum-Injeel
Traumeel S
Zeel comp. N
Lymphomyosot

Antihomotoxische Medizin:

➜ B 21 (Seite 33)

B 25

Chinesischer Name:

Ta Chang Shu (Zustimmungspunkt des Dickdarm-meridians)

Lage:

Zwischen 4. und 5. Lendenwirbel, etwa 1,5 cm late-ral der Dornfortsatzspitzen

Wirkung:

Dieser Punkt wird zwar hauptsächlich bei Obstipa-tionen gestochen, seine Wirkung zeigt sich aber auch entlang des genannten Segmentes bei Lumboischial-gien, bei allen Rückenschmerzen und bei verspann-ter Rückenmuskulatur.

Homöopathikum:

Aloe

Allgemeines:

Die *Aloe* ist die Modepflanze des Jahres 2002. Dabei wurde in zum Teil unverantwortlicher Art und Weise aus der Signatur und der Biologie der Pflanze auf mögliche medizinische Wirkungen geschlossen. In der Naturheilkunde wird die Aloe ausschließlich zur Wundheilung eingesetzt – besonders bei schlecht heilenden und Brandwunden. Andererseits ist die Aloe eines der stärksten Laxanzien. Mezger berichtet, dass die Wirkung von Aloe ausschließlich auf den

Dickdarm beschränkt ist und Magen und Dünn-darm nicht beeinflusst werden. Es besteht ein deut-licher Zusammenhang mit dem Punkt B 25, der ja der Zustimmungspunkt des Dickdarm-Meridians ist.

Homöopathie:

Aloe wurde besonders von den amerikanischen Homöopathen Constantine Hering und Henry C. Allen im 19. Jahrhundert geprüft. Sie berichten ins-besondere über die Symptome, die durch die Stau-ung im Leber-Pfortaderkreislauf verursacht werden. Das Hauptaugenmerk des Therapeuten sollte daher auf dem Störfeld des Dickdarms liegen. Die Kreuz-schmerzen werden als schweres Gefühl und Druck-gefühl beschrieben. Stiche gehen durchs Kreuzbein, die Beschwerden bessern sich durch Bewegung. Die Lumbago kann mit Kopfschmerzen abwechseln.

Antihomotoxikum:

Colocynthis Homaccord
Neuralgo-Rheum-Injeel
Traumeel S
Zeel comp. N
Lymphomyosot

Antihomotoxische Medizin:

➜ B 21 (Seite 33)

Chinesischer Name:
Kun Lun (Heiliger Berg in Tibet)

Lage:
Auf der dorsolateralen Fußseite zwischen Malleolus lateralis und Achillessehne

Wirkung:
Nach Bischko der Meisterpunkt aller Schmerzen. Wird als Schmerzpunkt für Schmerzen der unteren Extremitäten angesehen, so wie Di 4 für die oberen Extremitäten. Eingesetzt vor allem bei Schmerzen im LWS-Bereich, bei Verspannungen der langen Rückenstrecker und bei verkrampfter Beinmuskulatur. Wird auch eingesetzt zur Geburtsbeschleunigung und zur leichteren Austreibung der Placenta. Aus diesem Grunde darf dieser Punkt wegen der bestehenden Abortgefahr nicht bei Schwangeren behandelt werden.

Homöopathikum:
Magnesium phosphoricum

Allgemeines:
Magnesium phosphoricum wurde erst von Schüssler in die Homöopathie eingeführt und geprüft. Es ist in der heutigen Behandlung ein sehr wichtiges Krampf- und Neuralgiemittel, besonders bei allen krampfartigen und kolikartigen Schmerzen der inneren Organe. Wird auch bei neuralgischen Schmerzen eingesetzt, die krampfartig, schneidend oder stechend sein können. Typisch ist auch, dass es sehr lange symptomfreie Phasen gibt und dann plötzlich die Schmerzen wieder einsetzen. Die Beschwerden sind schlimmer in der Nacht und bei Kälte. Magnesium phosphoricum ist einerseits ein sehr wichtiges Mittel beim prämenstruellen Syndrom, andererseits wird es häufig bei Kindern eingesetzt. Blähungen, Darm- und Nabelkoliken sind eine wichtige Domäne für dieses wunderbare Mittel. Die Heilwirkung tritt sehr schnell nach Applikation ein, so dass die richtige Arzneimittelwahl hier zeitnah bestätigt wird. Als Vergleichsmittel möge *Colocynthis* dienen. Die Beschwerden der Patienten, denen dieses Mittel hilft, bessern sich deutlich bei starkem Druck auf die schmerzhafte Stelle. Bei *Bryonia*-Patienten werden die Beschwerden oftmals durch Kälte ausgelöst, andererseits aber auch durch Kälte gebessert.

Homöopathie:
Die schon beschriebenen krampfartigen und kolikartigen Schmerzen kommen und gehen blitzartig und sind teilweise stechend wie von einem Messer verursacht. Sie bessern sich durch Wärme und Zusammenkrümmen. Eine Verschlimmerung tritt durch Kälte in jeder Form, durch Berührung und Bewegung ein. Gerade bei den Schmerzen im LWS-Bereich wird zusätzlich noch ein Wundschmerz angegeben.

Antihomotoxikum:
Magnesium phosphoricum-Injeel (forte)
Neuralgo-Rheum-Injeel
Zeel comp.N
Lymphomyosot

Antihomotoxische Medizin:
Magnesium phosphoricum ist als Einzelmittel zwar diesem Punkt zugeordnet, da aber die Wirkung des Punktes über das Schmerzgeschehen allein hinausgeht, ist der Einsatz von Komplexmitteln vorzuziehen. *Neuralgo-Rheum-Injeel* kommt eher bei akuten

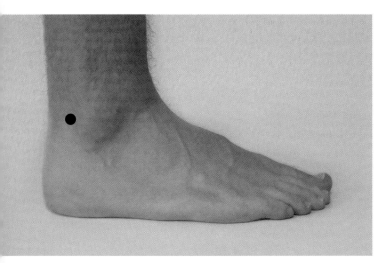

neuralgischen Geschehnissen infrage, *Zeel comp. N* eher bei degenerativ bedingten Lumbalgien. *Lymphomyosot* ist zusätzlich einzusetzen, wenn lumbale lokale Ödeme bestehen.

B 62

Chinesischer Name:
Shen Mo (Yang-Ursprung)

Lage:
Der Punkt liegt 1/2 cm unterhalb der Spitze des Malleolus lateralis in einer kleinen Grube

Wirkung:
Dieser Punkt zeigt eine große Wirkung auf psychische Symptome und auf depressive Verstimmungen, auch in Verbindung mit Schlaflosigkeit. Angezeigt bei Verschlimmerung von Verspannungen im Rücken durch psychische Überlagerung sowie bei atonischen Schwächen der unteren Extremität.

Homöopathikum:
Cimicifuga

Allgemeines:
Cimicifuga (Wanzenkraut) ist eine alte indianische Heilpflanze, die von den Indianern Kanadas und Nordamerikas bei Schlangenbissen verwendet wurde. In der Homöopathie sind schon seit langem Wirkungen bei Beschwerden aus dem klimakterischen Formenkreis bekannt. Auch für Cimicifuga zeigt das Arzneimittelbild große Niedergeschlagenheit im Sinne einer depressiven Verstimmung, Steifheit und Kontrakturen im Nacken und im Rücken sowie Verspannungen und Schmerzen im LWS-Bereich mit Ausstrahlung in die Beine.

Homöopathie:
Aufgrund seiner direkten Beziehung zum System der Geschlechtshormone wird *Cimicifuga* sehr häufig bei Frauen eingesetzt, besonders kurz vor oder in den Wechseljahren. Gawlick beschreibt den Typ der

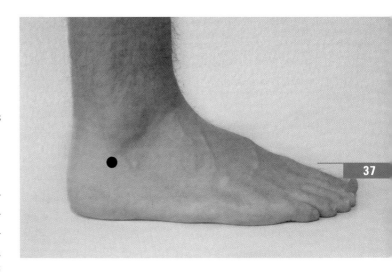

37

Patienten als offenbar in Disharmonie mit sich selbst lebend und ziellos schwankend in seinen Wünschen und Plänen. Es kommt zu zunehmender Aufgeregtheit und dem Gefühl nie wieder gesund zu werden.

Die Patienten denken nur an drohendes Unheil und Katastrophen. Später können die Patienten in eine tiefe Depression fallen. Allen beschreibt dies: „als ob eine dunkle schwere Wolke den Kopf umhülle". Die typischen rheumatischen Beschwerden und die Neuralgien sind oftmals linksseitig und verschlimmern sich durch Erwärmung und Kälte. Durch lokale Wärmeanwendung tritt eine Verbesserung ein.

Antihomotoxikum:
Cimicifuga-Injeel (forte) S
Cimicifuga-Homaccord
Discus compositum N mit Kalmia

Antihomotoxische Medizin:
Cimicifuga-Homaccord enthält neben Cimicifuga noch Strontium carbonicum, ein Mittel, das die Wirkung von Cimicifuga im rheumatisch-schmerz-

haften Bereich ergänzt. Durch diese Kombination wird sowohl der rein organisch bedingte Schmerzzustand beeinflusst als auch die psychisch überlagerte Schmerzverschlimmerung. Sollten zusätzlich Dege-nerationen der LWS vorliegen, kann die Kombination mit *Discus compositum N mit Kalmia* sinnvoll sein.

G 34

Chinesischer Name:
Yang Ling Chüan (Yang-Hügel-Quelle)

Lage:
Ventral und kaudal des Capitulum fibulae in einer kleinen Vertiefung

Wirkung:
Meisterpunkt für die gesamte Muskulatur. Er hat eine milde Wirkung auf die Durchblutung der unteren Extremität und zeigt eine gute Wirkung bei allen Verspannungen und Algien der Rücken- und Beinmuskulatur.

Homöopathikum:
Plumbum

Allgemeines:
Die toxikologischen Symptome von *Plumbum* (Blei) sind schon seit langem bekannt. Bereits Paracelsus und die Alchemisten verbinden Blei und den Planeten Saturn; man hat die Symptome der Bleiintoxikation auch Saturnismus genannt. Bei Paracelsus findet sich auch eine sehr schöne Beschreibung der Persönlichkeit und des Lebenskonzeptes des Plumbum-Typus: Es handelt sich um Menschen mit einer unerschütterlichen Prinzipientreue, einer absoluten Pflichterfüllung und einer absoluten Härte gegen sich selbst. Die Nachteile dieser Prinzipientreue werden von ihnen als selbstverständlich in Kauf genommen, selbst wenn sie dafür „Verbannung und Tod" zu erwarten hätten. Im Negativen führt dies zu Fanatismus, im Positiven zu Beharrlichkeit und Gründlichkeit. Plumbum-Patienten brauchen sehr lange um Entschlüsse zu fassen, setzen sie dann aber gegen

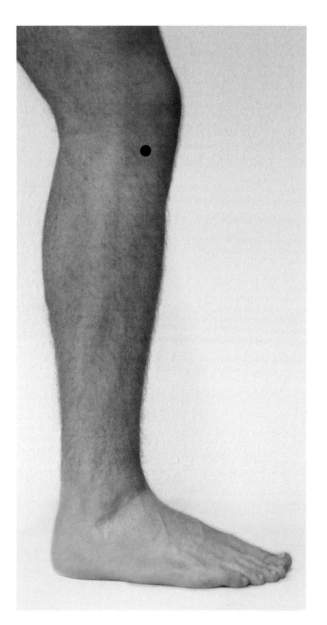

alle äußeren und inneren Widerstände durch. Dabei überfordern sie oftmals ihren Körper, denn sie haben wenig Sinn für dessen Pflege und Versorgung. Der

Körper hat einfach zu gehorchen und zu funktionieren. Irgendwann ist er dann aber verbraucht, und es kommt zu einer deutlichen Reduktion der Wahrnehmungsmöglichkeiten und der Vitalität bis hin zu Lähmungserscheinungen mit Muskelatrophie. Die Patienten werden dann hypochondrisch, furchtsam und melancholisch, sie sind nur mit sich selbst beschäftigt und nehmen ihre Umwelt nicht mehr wahr. Das Lähmungsgefühl geht auch auf die Fähigkeit zu sprechen und zu handeln über. Typische körperliche Symptome sind die beschriebenen Lähmungserscheinungen, die oftmals im rechten Oberarm beginnen, sowie eine fast therapieresistente spastische Obstipation mit Verkrampfung des Schließmuskels.

Homöopathie:
Die Beschwerden werden durch Bewegung und nachts verschlimmert, sie bessern sich durch Gegendruck und Zusammenkrümmen. Es kommt zu Neuralgien mit krampfartigen Schmerzen, die teilweise sehr plötzlich und in Anfällen einsetzen. Weitere Symptome sind Lähmungserscheinungen der willkürlichen Muskulatur sowie Überempfindlichkeit besonders gegen Berührung und kalte Luft.

Antihomotoxikum:
Plumbum metallicum-Injeel
Placenta compositum

Antihomotoxische Medizin:
In *Placenta compositum* als Durchblutungs- und Regenerationsmittel ist Plumbum jodatum enthalten. Durch Beigabe der anderen Bestandteile wird die Gesamtwirkung des Punktes, welche sich ja nicht nur auf die Muskulatur und die Schmerzen bezieht, sondern auch noch die Durchblutung betrifft, in idealer Weise unterstützt.

G 41

Chinesischer Name:
Lin Chi (Tränenabstieg)

Lage:
Im proximalen Winkel von Metatarsale 4 und 5

Wirkung:
Ein Kardinalpunkt zur Behandlung aller Gelenkerkrankungen, besonders der großen Gelenke, und von Beschwerden der sie umgebenden Muskulatur.

Homöopathikum:
Colocynthis

Allgemeines:
Die *Colocynthis* (Koloquinte oder Bittergurke) kommt aus Nordafrika und hat ein apfelartiges Aussehen. Manche ihrer Bestandteile haben abführende Wirkung, indem sie die Dünn- und Dickdarmmuskulatur beeinflussen. In der Homöopathie werden

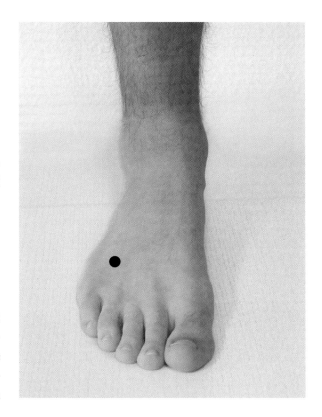

mit Colocynthis kolikartige Krämpfe der inneren Organe behandelt (besonders Magen, Gallenblase, Darm, Nierenbecken und Harnleiter). Die Darmkrämpfe setzen sofort nach dem Essen und Trinken ein. Die Beschwerden zwingen zum Zusammenkrümmen und bessern sich durch Druck und lokale Wärme sowie durch Entleerung des Darms. Außerdem hilft Colocynthis sehr gut bei Schmerzen in den peripheren Nerven. Diese sind ebenfalls krampfartig, schießen blitzartig ein und treten anfallsweise auf.

Wichtige Hinweise darauf, dass Colocynthis indiziert ist, sind die Verschlimmerung nachmittags, abends und zur Nacht sowie die Tatsache, dass sie durch Ärger ausgelöst werden. Es besteht eine deutliche Ähnlichkeit zum Arzneimittelbild von Bryonia.

Homöopathie:

Die Beschwerden werden ausgelöst durch Ärger und Schreck. Der Patient berichtet über schmerzhafte Muskelkrämpfe, heftige Schmerzen im Hüftgelenk und in der Lendenwirbelsäule. Er hat das Gefühl, wie in einen Schraubstock eingezwängt und wie mit eisernen Klammern festgehalten zu sein (Mezger). Die Schmerzen sind krampfartig und setzen plötzlich ein. Sie bessern sich durch Wärme, Ruhe und Druck, durch Anziehen der Beine sowie durch Liegen auf dem Rücken. Außerdem tritt eine Besserung, auch der Ischias-Beschwerden, durch Stuhlgang und Abgang von Blähungen ein.

Antihomotoxikum:

Colocynthis-Injeel (forte) S
Colocynthis-Homaccord
Neuralgo-Rheum-Injeel

Antihomotoxische Medizin:

Sowohl in *Colocynthis-Homaccord* als auch in *Neuralgo-Rheum-Injeel* ist Colocynthis enthalten. Die weiteren Bestandteile ergänzen die Colocynthiswirkung in idealer Weise und stellen die Behandlung auf eine breitere Basis.

Tabellarische Zusammenstellung

Punkt	Homöopathikum	Antihomotoxikum
B 27	Cantharis	Cantharis-Injeel Atropinum compositum
B 31	Lachesis	Lachesis-Injeel (forte) S Metro-Adnex-Injeel
B 60	Magnesium phosphoricum	Magnesium phosphoricum-Injeel (forte) Spascupreel
G 30	Rhus toxicodendron	Rhus Tox-Injeel (forte) S Neuralgo-Rheum-Injeel Zeel comp. N
Le 3	Phosphor Cuprum	Cuprum-Injeel (forte) Phosphorus-Injeel (forte) S Spascupreel

B 27

Chinesischer Name:

Hsiao Chang Shu (Zustimmungspunkt des Dünndarmmeridians)

Lage:

In Höhe des 1. Sakralloches, 2 QF (1,5 cm) lateral der Medianen auf der Spina iliaca posterior superior

Wirkung:

Zustimmungspunkt des Dünndarmmeridians, reguliert die Funktion des Dünndarms und stärkt das Qi des unteren Dreifachen Erwärmers. Wirkt vor allem bei neuralgiformen Beschwerden, die mit Störungen des Nieren- und des Leberfunktionskreises einherge-

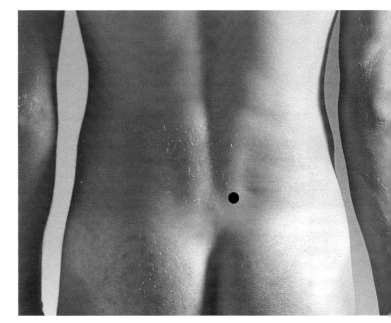

hen. Einsatzgebiete sind vor allem Schmerzen im Abdomen, im kleinen Becken, Lumbago und in die Beine ausstrahlende Neuralgien.

Homöopathikum:

Cantharis

Allgemeines:

Cantharis wird aus dem Käfer Lytta vesicatoria hergestellt und enthält hauptsächlich als wirksame Substanz das Cantharidin, welches bereits in geringer Dosierung tödlich sein kann. Bereits Hippokrates wandte die Substanz äußerlich als Blasen ziehendes Mittel zur Ableitung einer Entzündung nach außen an (Cantharidenpflaster). Auch gegen Blasenentzündungen wird die Substanz eingesetzt. In der Volksmedizin gilt Cantharis als Aphrodisiakum und als Abortivum. Besonders aus diesen letzten beiden Anwendungen sind reichlich toxikologische Symptome bekannt. In der Homöopathie liegt der Hauptangriffspunkt des Mittels bei Nieren und Harnwegen. Besonders bei akuter Zystitis mit starken brennenden und schneidenden Schmerzen ist das Mittel sehr hilfreich.

Homöopathie:

Der enge Zusammenhang zur Blase und zur gestörten Ausscheidung ist zu beachten. Der Patient ist ruhelos und fühlt sich überall wund. Heftige Krämpfe am ganzen Körper treten auf, die sich durch Berührung und Bewegung bessern. Der brennende und schneidende Charakter der Schmerzen sowie oftmals ein starker Harndrang sind richtungsweisend für den Einsatz von *Cantharis* an diesem Punkt.

Antihomotoxikum:

Cantharis-Injeel
Atropinum compositum

Antihomotoxische Medizin:

Atropinum compositum enthält Cantharis. Die weiteren Substanzen ergänzen die Wirkung vor allem im Hinblick auf die stechenden, brennenden Schmerzen, die muskulären Verkrampfungen sowie die neuralgiformen Beschwerden.

B 31

Chinesischer Name:

Shang Chiao (Obere Grube)

Lage:

Über dem ersten Foramen sacrale

Wirkung:

Obwohl dieser Punkt als Meisterpunkt des Klimakteriums gilt, wird er häufig eingesetzt bei allen Beschwerden im kleinen Becken und bei Ischialgien.

Homöopathikum:

Lachesis

Allgemeines:

Das Gift der *Lachesis*, der Buschmeister-Schlange, wurde von dem homöopathischen Arzt Konstantin Hering bereits zu Lebzeiten Hahnemanns in die Homöopathie eingeführt: Konstantin Hering wurde beauftragt, eine Doktorarbeit über die Wirkungslosigkeit der Homöopathie zu schreiben. Er stellte allerdings im Rahmen dieser Arbeit genau das Gegenteil fest und wurde zu einem der größten Homöopathen der damaligen Zeit. Hering wanderte sehr früh in die USA aus und gründete dort mehrere homöopathische Lehranstalten. Die drei bis vier Meter lange Buschmeister-Schlange soll ihm in Südamerika begegnet sein. Sie liebt im Gegensatz zu anderen Schlangen nicht die heiße Sonne, sondern die kühlen, schattenreichen Wälder. Ihr Gift hat eine starke Wirkung auf Kapillaren, Blutgerinnung und Blutzellen. Deshalb wird es in der Homöopathie bei Ulcus cruris sowie bei Entzündungen eingesetzt, die mit einer dunklen, lividen Hautverfärbung einhergehen. Des Weiteren wirkt das Gift auf Herz und Kreislauf. Patienten, bei denen Lachesis indiziert ist, empfinden ein typisches Engegefühl am ganzen Körper, sie können keine enge Kleidung ertragen. Weitere Symptome sind ein Globusgefühl und starkes Herzklopfen bis zum Hals. Die Beschwerden verschlimmern sich allgemein nachts und am frühen Morgen, viele von ihnen sind auf der linken Körperseite lokalisiert. Sehr typisch ist der psychische Zustand der Patienten, die geschwätzig, erregt bis zur Ekstase und extrem schwierig zu führen sind – letzteres gilt vor allem für die Patientinnen. Lachesis ist ein wichtiges Mittel im Klimakterium sowie bei Eifersucht und Argwohn.

Homöopathie:
Die Schmerzen verschlimmern sich durch Wärme in jeder Form, sowohl durch lokale Wärme als auch durch Sonne und feucht-warmes Wetter. Das Mittel zeigt eine wichtige Beziehung zur Sexualität und zu den weiblichen Geschlechtsorganen (Ovarialzysten, Adnexitis und Parametritis).

Obwohl Lachesis bei vielen linksseitigen Beschwerden hilft, sind die Ischiasbeschwerden, bei denen dieses Mittel angezeigt ist, vor allem rechts zu finden. Weitere Indikationen sind Schmerzen in der Tibia und Sehnenverkürzung.

Antihomotoxikum:
Lachesis-Injeel (forte) S
Metro-Adnex-Injeel

Antihomotoxische Medizin:
Obwohl Lachesis Bestandteil vieler Komplexmittel der Antihomotoxischen Medizin ist, hat sich bei den genannten Indikationen das *Lachesis-Injeel (forte) S* überlegen gezeigt.

Bei Frauen ist in vielen Fällen außerdem noch *Metro-Adnex-Injeel* hilfreich, welches auch Lachesis enthält.

B 60 ➡ Seite 36

G 30

Chinesischer Name:
Huan Tiao (Hüftgelenkspunkt)

Lage:
Bei rechtwinklig gebeugter Hüfte am höchsten Punkt des Trochanter major

Wirkung:
Wichtiger Punkt zur Behandlung von Cox- und Gonalgien sowie bei Ischiasbeschwerden. Der Punkt hat einen stark analgetischen Effekt.

Homöopathikum:
Rhus toxicodendron

Allgemeines:
Rhus toxicodendron (Giftsumach) ist eigentlich in Nordamerika beheimatet, wird aber auch in Deutschland vielfach als Zierstrauch eingesetzt. In der Homöopathie werden die frischen Blätter verwendet. Alle Pflanzenteile enthalten einen Milchsaft, der die Haut durch ein enthaltenes Gefäßgift bereits bei leichter Berührung stark reizt. Die Substanz wirkt

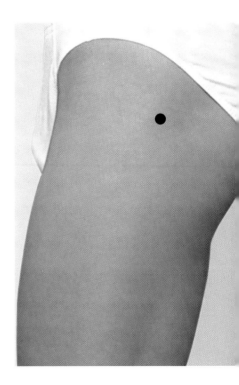

auf die meisten Gewebe des Körpers. Rhus toxico-dendron ist ein wichtiges, vielseitig einzusetzendes Homöopathikum. Es ist bei Beschwerden, bei denen die Haut betroffen ist, aber auch bei Problemen mit dem Bewegungsapparat sehr hilfreich, insbesondere bei den Folgen von Erkältung, Durchnässung, Überanstrengung und Verrenkung. Die wichtigste Modalität ist die Besserung durch Bewegung, obwohl zu Beginn der Bewegung zunächst ein Schmerz einsetzt. Sobald dieser aber überwunden ist, bessern sich die Schmerzen; erst nach sehr lang andauernder weiterer Bewegung treten sie erneut ein. Der Patient berichtet also, dass er morgens Anlaufschmerzen und nachmittags bzw. abends Überlastungsschmerzen habe.

Homöopathie:

Patienten, denen *Rhus toxicodendron* hilft, möchten sich ständig bewegen. Diese Bewegung bessert auch die Beschwerden. Ihre Schmerzen sind Folge von Kälte und Nässe oder davon, dass der erwärmte,

erhitzte Körper physikalisch belastet wird, z. B. beim Sport. Es besteht ein Gefühl, als seien die Gelenke und Glieder wie gelähmt. Weitere Symptome sind neuralgische Schmerzen mit Kribbeln und Taubheitsgefühlen, ein Gefühl in den Fußsohlen, als ob man auf Nadeln ginge, das Gefühl „zerbrochen" oder „zerschlagen" zu sein und als seien die Gelenke zu kurz. Die Beschwerden verschlimmern sich durch jeder Form von Kälte und bei Nacht.

Antihomotoxikum:

Rhus Tox-Injeel (forte) S
Neuralgo-Rheum-Injeel
Zeel comp. N

Antihomotoxische Medizin:

In *Zeel comp. N* und in *Neuralgo-Rheum-Injee*l ist Rhus toxicodendron enthalten. Bei akuten Beschwerden mit Verkrampfung der Rückenmuskulatur ist Neuralgo-Rheum-Injeel vorzuziehen, Zeel comp. N bei degenerativem Geschehen.

Le 3

Chinesischer Name:
Tai Chung (Höchster Angriffspunkt)

Lage:
Proximaler Winkel zwischen Metatarsale 1 und 2

Wirkung:
Quellpunkt mit direkter Verbindung zum Gallen-Lo G 37. Zeigt eine spasmolytisch-regulative Wirkung bei Stasen im Bauchraum, reguliert den Leber-Galle-Funktionskreis. Wird deshalb häufig bei Insuffizienz der Leberfunktion und der Gallenfunktion gewählt. Hat auch einen spasmolytischen Effekt auf die Urogenitalorgane, wobei sich spasmolytische Wirkung nicht nur auf die glatte, sondern auch auf die Skelettmuskulatur erstreckt. Des Weiteren Wirkung bei Lähmigkeit der Unterschenkelmuskulatur.

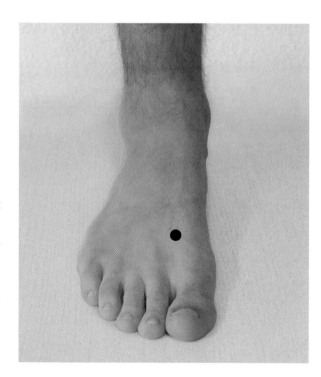

Homöopathikum:

Phosphor
Cuprum

Allgemeines:

Die Entdeckung des Elements *Phosphor* wird einem Hamburger Chemikalienhändler und Alchemisten zugeschrieben (1669), der Name beruht auf dem griechischen Adjektiv „phosphoros" („Licht tragend") und bezeichnet die Eigenschaft des gelben und weißen Phosphors, im Dunkeln zu leuchten.

Cuprum ist ein in der Homöopathie sehr häufig verwendetes Mittel bei Spasmen vor allem der Extremitäten, aber auch des Zwerchfells. Cuprum metallicum wird daher sehr breit eingesetzt bei allen Erkrankungen, die mit Spasmen einhergehen. Stellvertretend für viele Krankheiten seien hier Keuchhusten, Epilepsie und Asthma genannt. Bei Cuprum kann man sowohl von einer lokalen wie auch von einer generellen Wirkung ausgehen, dabei ist unwichtig, ob die Krämpfe tonisch oder klonisch sind. Selbst bei Säuglingen lässt sich dieses Mittel schon hervorragend verwenden, so zum Beispiel beim Pylorospasmus, bei dem es in seltenen, hohen Gaben gegeben wird, oder bei Koliken mit starken Durchfällen. Andererseits ist Cuprum metallicum ein wichtiges Mittel gegen Wadenkrämpfe in der Nacht, besonders bei älteren Menschen.

Homöopathie:

Für das Arzneimittelbild von *Phosphor* ist das Charakteristikum des „Leuchtens" symbolisch: Handelt es sich doch bei den entsprechenden Patienten um liebenswürdige, extrovertierte, charmante Menschen, die quasi von innen „leuchten". Auffällig ist ihr Durst, besonders nach kalten Getränken, sowie ihr Verlangen nach Obst, Salaten, Salz und ihr Appe-

tit auf Fisch. Alles Kalte oder Kühle empfinden sie als positiv (Gawlick). An den Schleimhäuten finden sich entzündliche Veränderungen (z. B. Gastritis, Enteritis, Bronchitis usw.). Es besteht eine besondere Affinität zur Leber mit Hepatitis und Ikterus, oft kommt es zu Leberschwellung und Milzschwellung. Der Leib dieser Patienten ist hart und gespannt. Weitere Symptome sind der Abgang vieler Blähungen, Bleistiftstühle sowie bitteres und saures Erbrechen, vor allem sofort nach der Nahrungs- bzw. Flüssigkeitsaufnahme. Nach dem Stuhlgang sind die Patienten oft sehr erschöpft. Bei alten Menschen lohnt sich der Einsatz von Phosphor auch bei unwillkürlichem Stuhlabgang. Zudem fällt ein häufiger, überreichlicher Harndrang besonders in den Nachtstunden auf. Der Harn ist oft eiweißreich – man sieht hier den besonderen Bezug zu rheumatischen Erkrankungen (Mezger).

Beim typischen Patienten, der auf *Cuprum* reagiert, wird die Verkrampfung der Skelettmuskulatur durch Berührung, durch kalte Luft, kalten Wind sowie nachts verschlechtert. Seine Arme sind gelähmt und schwer wie Blei, gleichzeitig bestehen ein unwillkürliches Gliederzucken und schießende neuralgiforme Schmerzen.

Antihomotoxikum:

Phosphorus-Injeel (forte) S
Cuprum-Injeel (forte)
Spascupreel

Antihomotoxische Medizin:

In *Spascupreel* sind Magnesium phosphoricum und Cuprum sulfuricum enthalten. Damit sind die beiden wesentlichen Komponenten mit diesem Komplexmittel abgedeckt.

Tabellarische Zusammenstellung

Punkt	Homöopathikum	Antihomotoxikum
B 31	Lachesis	Lachesis-Injeel (forte) S Metro-Adnex-Injeel
KG 3	Rhus toxicodendron	Rhus Tox-Injeel (forte) S Neuralgo-Rheum-Injeel
N 13	Pulsatilla	Pulsatilla-Injeel S Pulsatilla compositum Metro-Adnex-Injeel

B 31 ➡ Seite 42

KG 3

Chinesischer Name:
Chung Chi (Mittlerer Gipfel)

Lage:
Auf der ventralen Medianen, am Ende des 1. Fünftels zwischen Symphyse und Nabel

Wirkung:
Alarmpunkt des Blasenmeridians, Hauptwirkung auf die Organe des kleinen Beckens. Sehr gute Wirkung bei allen Formen der Dysmenorrhoe und bei Potenzstörungen.

Homöopathikum:
Rhus toxicodendron

Allgemeines:
Rhus toxicodendron ➡ G 30 (Seite 43)

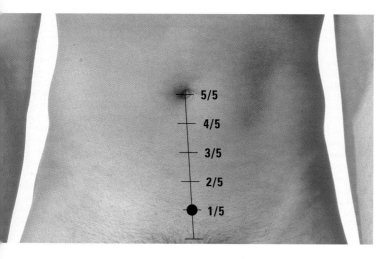

Homöopathie:

Rhus toxicodendron ➔ G 30 (Seite 44)

Antihomotoxikum:

Rhus Tox-Injeel (forte) S
Neuralgo-Rheum-Injeel
Zeel comp. N

Antihomotoxische Medizin:

In *Zeel comp. N* und in *Neuralgo-Rheum-Injee*l ist Rhus toxicodendron enthalten. Bei akuten Beschwerden mit Verkrampfung der Rückenmuskulatur ist Neuralgo-Rheum-Injeel vorzuziehen, Zeel comp. N bei degenerativem Geschehen.

N 13

Chinesischer Name:

Chi Hsüeh (Öffnung des Chi)

Lage:

Am Ende des 2. Fünftels der Verbindungslinie zwischen Symphyse und Nabel, etwa 1 cm lateral der Medianen

Wirkung:

Dieser Punkt hat eine gute Wirkung auf Schmerzen im kleinen Becken, vor allem bei Menstruationsstörungen sowie bei Schmerzen der ableitenden Harnwege.

Homöopathikum:

Pulsatilla

Allgemeines:

Pulsatilla ➔ M 36 (Seite 31)

Homöopathie:

Die Monatsblutung von typischen *Pulsatilla*-Patientinnen ist häufig verspätet und schwach, sie haben Krämpfe vor und während der Regel. Besonders typisch ist ein Druckgefühl nach unten schon Tage vor der Regel, als ob diese einsetzen wollte. Weitere Symptome sind Frösteln und kalte Füße im Wechsel mit Hitzewallungen. Die Gemütsverfassung vor und während der Menses ist schwankend. Alles ist unregelmäßig, manchmal schmerzhaft, manchmal ohne Schmerzen, wechselnd in Stärke und Dauer. Die Patientin klagt über stechende Schmerzen im

Nacken, im Rücken, zwischen den Schulterblättern und nach dem Sitzen auch im Kreuzbein.

Antihomotoxikum:

Pulsatilla-Injeel S
Pulsatilla compositum
Metro-Adnex-Injeel

Antihomotoxische Medizin:

Sowohl *Pulsatilla compositum* als auch *Metro-Adnex-Injeel* enthalten Pulsatilla. Liegen die Beschwerden eher im entzündlichen Bereich, ist Metro-Adnex-Injeel vorzuziehen, im rein funktionellen Bereich Pulsatilla compositum.

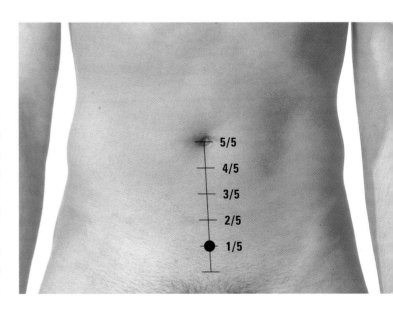

Tabellarische Zusammenstellung

Punkt	Homöopathikum	Antihomotoxikum
Le 8	Lycopodium	Lycopodium-Injeel (forte) S Hepar compositum N
MP 9	Causticum Nux vomica	Causticum-Injeel (forte) S Nux vomica-Injeel (forte) S Neuralgo-Rheum-Injeel Nux vomica-Homaccord
N 10	Pulsatilla	Pulsatilla-Injeel (forte) S Pulsatilla compositum Coenzyme compositum
M 36	Arsenicum jodatum Pulsatilla	Arsenicum jodatum-Injeel Pulsatilla-Injeel (forte) S Discus compositum N mit Kalmia Coenzyme compositum
B 11	Phytolacca Symphytum	Phytolacca-Injeel (forte) Symphytum-Injeel (forte) Gelsemium-Homaccord Spascupreel
G 30	Rhus toxicodendron	Rhus Tox-Injeel (forte) S Neuralgo-Rheum-Injeel Zeel comp. N
G 34	Plumbum	Plumbum metallicum-Injeel Placenta compositum

Le 8

Chinesischer Name:

Chü Chüan (Gebogene Quelle)

In einigen Werken wird dieser Punkt auch als Le 9 bezeichnet. Diese Diskrepanzen sieht man in der Akupunktur häufiger. Sie liegen in unterschiedlichen Zählweisen nach Kreuzungspunkten begründet. Entscheidend ist deshalb der chinesische Name für den Punkt.

Lage:

Am medialen Ende der Kniegelenkbeugefalte zwischen Condylus medialis tibiae und dem Vorderrand des Musculus semimembranosus

Wirkung:

Tonisierungspunkt des Meridians. Zeigt eine gute Wirkung auf alle schmerzhaften Zustände der unteren Extremitäten sowie Beschwerden, die aus dem Abdomen nach kaudal weitergeleitet werden. Als Tonisierungspunkt wirkt er allgemein kräftigend (psychisch und physisch) und wird auch bei einer Vielzahl psychischer sowie psychosomatischer Beschwerden eingesetzt.

Homöopathikum:

Lycopodium

Allgemeines:

Beim *Lycopodium* (Bärlapp) handelt es sich um ein Moos, das auf allen fünf Kontinenten dieser Erde wächst. Die pharmakologisch wirksame Tinktur wird aus den zerriebenen Sporen hergestellt. Nach Mezger wird die Pflanze bereits seit dem 16. Jahrhundert genutzt, z. B. als Medikament gegen Durchfall, „rote Ruhr", Gicht oder zur Festigung von wackelnden Zähnen. Im Vordergrund steht sowohl phytotherapeutisch als auch in der Homöopathie die Wirkung auf die Stoffwechselfunktion der Leber. Besonders hilfreich ist auch heute noch der Einsatz bei einem Übermaß an Harnsäure im Körper, der so genannten harnsauren Diathese.

Lycopodium ist eines der großen homöopathischen Mittel mit extrem breiter Wirkung nicht nur auf den

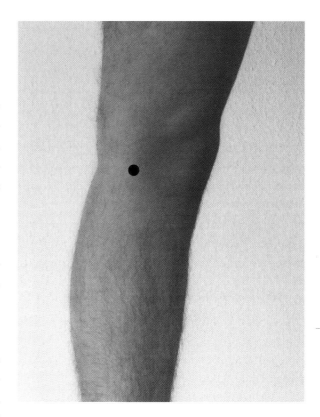

Magen-Darm-Trakt und speziell auf die Leber, sondern auch bei vielen anderen Symptomen. Das zugehörige Persönlichkeitsporträt wird bei Gawlick sehr anschaulich beschrieben:

Häufig sind typische Lycopodium-Patienten sehr intelligent, sehr beweglich und temperamentvoll, aber unglaublich eigensinnig. Sie haben oft den Gedanken: „Ja, Ja, lieber Doktor, erzähle du mir nur, wie ich es machen soll, ich mache es ohnehin so, wie ich denke". Dabei besteht ein interessanter Zwiespalt zwischen dem Bewusstsein alles besser zu wissen und der Größte zu sein einerseits und dem unbewussten Gefühl der Minderwertigkeit und Unzulänglichkeit andererseits.

Ein Beispiel: Ein Schüler verspricht, sich bis zum Jahresende ordentlich anzustrengen, fleißig zu sein und bessere Schulnoten zu erbringen und damit seine gefährdete Versetzung problemlos zu schaffen. Doch bereits nach kurzer Zeit fällt der Schüler in seinen alten Trott zurück, lässt die Dinge schleifen und sieht sich am Jahresende plötzlich nicht versetzt. Nun ist er in einer ausgesprochen unbequemen Situation, in der er sich vielleicht sogar in Rauschmittel flüchtet.

Lycopodium-Patienten suchen sich aufgrund ihres Eigensinns und ihres Gefühls, sowieso alles am besten zu wissen, ihren Arzt ganz speziell aus und reisen zu diesem oft viele Kilometer an – oder sie schaffen es, bei ihrem Arzt am Freitagnachmittag doch noch einen Termin zu bekommen, obwohl dieser wegen anderer wichtiger Termine die Praxis schon längst geschlossen hat.

Es ist wirklich sehr lohnend sich mit dem Persönlichkeitsporträt von Lycopodium auseinanderzusetzen, da es in der Praxis nicht leicht zu erkennen ist, besonders bei Kindern. Man kann diesen Kindern aber sowohl bei familiären Problemen als auch bei Schulproblemen mit diesem Mittel hervorragend helfen.

Homöopathie:

Patienten, bei denen *Lycopodium* angezeigt ist, gelten generell eher als eigensinnige, cholerische Hypochonder, als Besserwisser, die keinen Widerspruch dulden. Typisch ist die Verschlimmerungszeit der Beschwerden, die zwischen 16.00 und 20.00 Uhr abends oder zwischen 4.00 und 6.00 Uhr morgens liegt. Eine Besserung hingegen tritt im Freien ein, außerdem durch Kälte, durch Bewegung, durch Lockerung der Kleider und Entblößen des Kopfes. Meistens konzentrieren sich alle Beschwerden auf die rechte Körperseite.

Die Patienten vertragen keine engen Gürtel um den Bauch. Weitere Symptome sind: starkes Aufgeblähtsein des Leibes bereits nach geringer Nahrungsmittelaufnahme, laute Geräusche im Darm sowie Verlangen nach Zucker und Süßigkeiten, insbesondere Schokolade (wie bei Sulfur). Auch krampfartige Beschwerden gehören zum Symptomenbild, zu nennen sind krampfartiges Zusammenziehen und Strecken der Glieder, unwillkürliches, heftiges Schütteln erst des rechten und dann des linken Beines (Mezger), Muskelkrämpfe in den Fingern und Zehen sowie heftige, schmerzhafte Wadenkrämpfe nachts (aber auch am Tage), vor allem beim Sitzen mit gebeugten Knien. Die Patienten klagen über rheumatoide Schmerzen in allen Gliedern, die in Ruhe besser, durch Bewegung schlimmer werden. Frauen haben vor der Monatsblutung oftmals angeschwollene Füße, wobei sich der eine kalt und der andere heiß anfühlt.

Antihomotoxikum:

Lycopodium-Injeel (forte) S
Hepar compositum N

Antihomotoxische Medizin:

Hepar compositum N beinhaltet Lycopodium in Potenzakkord und kann so mit den begleitenden Bestandteilen einen breitere und tiefere Wirkung auf den Punkt ausüben.

MP 9

Chinesischer Name:

Yin Ling Chuan (Hügelquelle des Yin)

Lage:

Bei gebeugtem Knie am Condylus medialis tibiae in Höhe der Tuberositas in einer Mulde tastbar

Wirkung:

Wichtiger Punkt bei der Behandlung aller abdominellen Spasmen und anderer abdomineller Funktionsstörungen. Wirkt regulativ auf alle Darmfunktionen. Ebenso ein wichtiger Zusatzpunkt bei allen Stasen im Bereich der Beine und des kleinen Beckens. Seine gute Wirkung auf das weibliche innere Genitale lässt sich durch den inneren Verlauf des Meridians erklären.

Homöopathikum:

Nux vomica
Causticum

Allgemeines:

Nux vomica (Brechnuss) enthält die Alkoloide Strychnin und Brucin. Bereits Mezger vermutet, dass die erregungssteigernde Wirkung dieses Gifts durch Hemmung bestimmter Neurone erzeugt wird. So entsteht eine vermehrte Erregbarkeit des Vagus, was wiederum Auswirkungen auf alle inneren Organe hat. Da der Vagus aber über zervikale Verschaltungen auch Einfluss auf das Stammhirn und die Kopfmuskeln hat, finden wir eine Steigerung der diesbezüglichen Sinnesfunktionen und eine Tetanie der Gesichtsmuskeln.

Causticum ➜ 3E 5 (Seite 12)

Homöopathie:

Nux vomica hat ein ausgesprochen vielschichtiges Arzneimittelbild. In der Homöopathie nennt man ein solches Arzneimittel ein Polychrest. Es würde sicherlich zu weit führen hier alle Aspekte des Arzneimittelbildes zu beschreiben. Ein wichtiger, das ganze Arzneimittelbild durchziehender Grundgedanke ist jedoch die Störung durch ein Übermaß an äußeren Reizen. Diese äußeren Reize können zum Beispiel berufsbedingt sein (Workaholic), aber auch die Folge einer Überlastung der Entgiftungsorgane nach Aufnahme einer großen Anzahl von Toxinen. Zu solchen Toxinen können „schlechte" Nahrungsmittel (Alkohol, Kaffee etc.), aber auch allopathische Medikamente (bei Analgetikaabusus, Chemotherapie) werden (Bauer).

Typisch sind beispielsweise die Magen-Darm-Symptome: Noch Stunden nach dem Essen haben die Patienten das Gefühl, als liege ihnen ein Stein im Magen, sie möchten aufstoßen, aber es geht nicht (Gawlick). Weitere Indikationen sind: Gastritis nach reichlichem Essen, „Kater" nach Alkoholgenuss, saures und bitteres Aufstoßen, Übelkeit mit dem Wunsch zu erbrechen, Obstipation mit vergeblichem Stuhldrang, der Abgang von nur kleinen Mengen Stuhl, Stuhldrang besonders morgens sowie der Wechsel zwischen Verstopfung und Diarrhöen, besonders nach Laxanzienabusus. Charakteristisch ist das Verlangen der Patienten nach exotischen Speisen. Diese müssen scharf und würzig, ja geradezu brennend sein, um damit die bestehende Schwäche

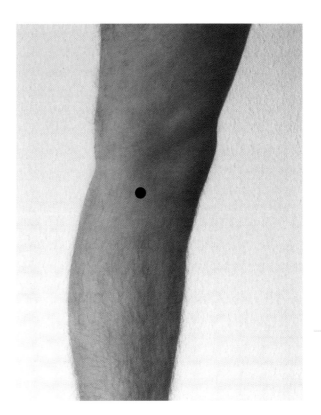

der Verdauungsorgane durch exogene Reize anzuregen. So ist auch die äußerliche Wärmezufuhr ein wichtiger Faktor. Die Beine sind taub und wie gelähmt, bei Bewegung krachen die Kniegelenke.

Alle diese Störungen erzeugen bei den Patienten eine ausgesprochen schlechte Laune: Sie sind (verbal) sehr aggressiv, nervös, reizbar, trotzig und immer unzufrieden. Sie kritisieren ständig, regen sich über andere auf und glauben sich stets im Recht. Selbst können sie jedoch keinen Widerspruch ertragen, zeigen keine Reue und können sich nicht entschuldigen.

Causticum ist einerseits hilfreich bei lokalisierter, lähmungsartiger Schwäche im Magen-Darm-Trakt, in den Schluckmuskeln, der Zunge usw. Andererseits zeigt es sich nützlich bei Verdauungsinsuffizienz, fettigem Geschmack im Mund und Widerwillen gegen Süßigkeiten. Die Symptome verschlimmern sich nach dem Essen von frischem Fleisch – die Patienten vertragen nur geräuchertes Fleisch. Sie leiden unter saurem Aufstoßen und einem Gefühl, als wäre die Speise im Hals stecken geblieben. Sie haben solchen Heißhunger, dass sie davon Kopfschmerzen bekommen; die Schmerzen bessern sich erst durch Essen.

Lokale Kälteanwendung im Abdominalbereich führt zu Durchfällen, ansonsten ist der Stuhl aber eher schwierig abzusetzen, obwohl er weich und fettig glänzend ist. Die Patienten haben geschwollene, schmerzhafte, nässende Hämorrhoiden, die unerträglich schmerzen und beim Gehen brennen. Hinzu kommt ein rheumatisches Reißen in den Gelenken, Knacken und Spannung in den Knien sowie Steifheit in der Kniekehle.

Antihomotoxikum:
Nux vomica-Injeel (forte) S
Nux vomica-Homaccord
Causticum-Injeel (forte) (S)
Neuralgo-Rheum-Injeel

Antihomotoxische Medizin:
Wie bei vielen anderen Punkten in der Homöosiniatrie zeigen sich in der Praxis die Homaccorde und Composita-Präparate den Einzelmitteln aufgrund ihrer stärkeren und schnelleren Wirkung überlegen. Dies gilt auch für *Neuralgo-Rheum-Injeel*, das Causticum enthält.

N 10

Chinesischer Name:
Yin Ku (Yin-Tal)

Lage:
Bei gebeugtem Knie am Ende der medialen Kniegelenkfalte, zwischen den Sehnen des Musculus semimembranosus und des Musculus semitendinosus

Wirkung:
Dieser Punkt ist ein so genannter Ho-Punkt (Wasserpunkt, besonders wirksam in den Wintermonaten) und hat eine ausgeprägte Schleusenwirkung. Selbst schwerste Schmerzzustände an den Gelenken lassen sich über diesen Punkt noch in den Griff bekommen.

Homöopathikum:
Pulsatilla

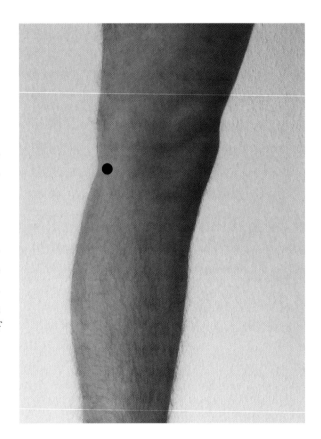

Allgemeines:
Pulsatilla (Küchenschelle) ist eine europäische Pflanze, sie wächst auf kalkhaltigen Böden, oftmals an einem Einzelstandort in kleinen Gruppen, in Senken, die sehr lange feucht sind. Im Frühjahr ist sie eine der ersten Pflanzen, die ihre Blüte durch den Schnee ans Licht schickt. Sie ist nach Boericke bei hartnäckigen, reizenden, ätzenden Absonderungen angezeigt. Die Absonderungen reizen die Schleimhaut, aus der sie kommen und über die sie fließen – dementsprechend ist die Schleimhaut rot, geschwollen, juckt und brennt.

Eine besondere Indikation sind chronische Entzündungen der Schleimhaut im Nasen- und Nasennebenhöhlenbereich, auch die hier als Depositionsphase zu sehenden Polypen sprechen gut auf dieses Mittel an.

Homöopathie:

Die Monatsblutung von typischen *Pulsatilla*-Patientinnen ist häufig verspätet und schwach, sie haben Krämpfe vor und während der Regel. Besonders typisch ist ein Druckgefühl nach unten schon Tage vor der Regel, als ob diese einsetzen wollte. Weitere Symptome sind Frösteln und kalte Füße im Wechsel mit Hitzewallungen. Die Gemütsverfassung vor und während der Menses ist schwankend. Alles ist unregelmäßig, manchmal schmerzhaft, manchmal ohne Schmerzen, wechselnd in Stärke und Dauer. Die Patientin klagt über stechende Schmerzen im Nacken, im Rücken, zwischen den Schulterblättern und nach dem Sitzen auch im Kreuzbein.

Antihomotoxikum:

Pulsatilla-Injeel S
Pulsatilla compositum
Coenzyme compositum

Antihomotoxische Medizin:

Sowohl *Pulsatilla compositum* als auch *Coenzyme compositum* enthalten Pulsatilla. Bei Coenzyme compositum kommt zur Pulsatilla-Wirkung noch die Wirkung der Biokatalysatoren hinzu.

M 36 ➡ Seite 31

B 11 ➡ Seite 17

G 30 ➡ Seite 43

G 34 ➡ Seite 38

Tabellarische Zusammenstellung

Punkt	Homöopathikum	Antihomotoxikum
N 3	Arsenicum album Phosphor	Phosphorus-Injeel (forte) S Phosphor-Homaccord Arsenicum album-Injeel (forte) S Mucosa compositum
N 6	Apis (re) Lachesis (li)	Apis-Injeel (forte) S Apis-Homaccord Lachesis-Injeel (forte) S Mucosa compositum
B 60	Magnesium phosphoricum	Magnesium phosphoricum-Injeel (forte) Lymphomyosot Neuralgo-Rheum-Injeel Zeel comp. N

N 3

Chinesischer Name:
Tai Hasi (Großer Bach)

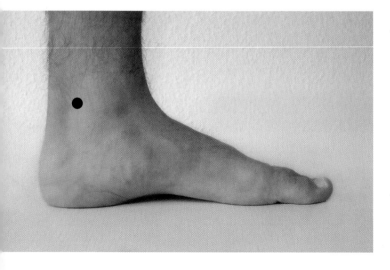

Lage:
In der Mitte zwischen Achillessehne und der höchsten Erhebung des Malleolus medialis

Wirkung:
Der Quellpunkt hat eine direkte Beziehung zum Lo-Punkt des Blasenmeridians (B 58). Er gleicht Fülle aus, fördert das Qi und löst Blockaden. Sehr hilfreich als Nahpunkt bei der Behandlung der Achillodynie.

Homöopathikum:
Arsenicum album
Phosphor

Allgemeines:

Arsenicum album ➜ Dü 15 (Seite 13)

Die Entdeckung des Elements *Phosphor* wird einem Hamburger Chemikalienhändler und Alchemisten zugeschrieben (1669), der Name beruht auf dem griechischen Adjektiv „phosphoros" („Licht tragend") und bezeichnet die Eigenschaft des gelben und weißen Phosphors, im Dunkeln zu leuchten.

Homöopathie:

Arsenicum album ➜ Dü 15 (Seite 14)

Für das Arzneimittelbild von *Phosphor* ist das Charakteristikum des „Leuchtens" symbolisch: Handelt es sich doch bei den entsprechenden Patienten um liebenswürdige, extrovertierte, charmante Menschen, die quasi von innen „leuchten". Auffällig ist ihr Durst, besonders nach kalten Getränken, sowie ihr Verlangen nach Obst, Salaten, Salz und ihr Appetit auf Fisch. Alles Kalte oder Kühle empfinden sie als positiv (Gawlick). An den Schleimhäuten finden sich entzündliche Veränderungen (z.B. Gastritis, Enteritis, Bronchitis usw.). Es besteht eine besondere Affinität zur Leber mit Hepatitis und Ikterus, oft kommt es zu Leberschwellung und Milzschwellung. Der Leib dieser Patienten ist hart und gespannt. Weitere Symptome sind der Abgang vieler Blähungen, Bleistiftstühle sowie bitteres und saures Erbrechen, vor allem sofort nach der Nahrungs- bzw. Flüssigkeitsaufnahme. Nach dem Stuhlgang sind die Patienten oft sehr erschöpft. Bei alten Menschen lohnt sich der Einsatz von Phosphor auch bei unwillkürlichem Stuhlabgang. Zudem fällt ein häufiger, überreichlicher Harndrang besonders in den Nachtstunden auf. Der Harn ist oft eiweißreich – man sieht hier den besonderen Bezug zu rheumatischen Erkrankungen (Mezger).

Im Hinblick auf die Achillodynie besteht beim Phosphor-Patienten ein plötzliches Versagen der Glieder und Schwäche, sie zittern nach jeder Anstrengung und haben ein Taubheitsgefühl an den Füßen (Mezger).

Antihomotoxikum:

Phosphorus-Injeel (forte)
Phosphor-Homaccord
Arsenicum album-Injeel (forte) S
Mucosa compositum

Antihomotoxische Medizin:

Mucosa compositum enthält Phosphor und vermag zusammen mit den begleitenden Bestandteilen eine breitere Wirkung zu entfalten. Auch *Phosphor-Homaccord* kann durch den Potenzakkord eine schnellere und breitere Wirkung herbeiführen.

N 6

Chinesischer Name:

Chao Hai (Leuchtendes Meer)

Lage:

1,5 cm unter der Spitze des Malleolus medialis in einer Vertiefung, über dem Gelenkspalt von Calcaneus und Talus

Wirkung:

Wichtiger hormoneller und Stoffwechselpunkt, einer der Hauptpunkte für die psychische Tonisierung. Als lokaler Punkt bei der Achillodynie aktiviert

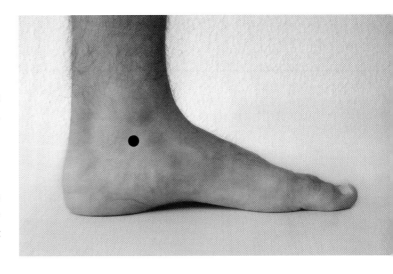

er den Stoffwechsel des umliegenden Gewebes und stabilisiert das Immungeschehen.

Homöopathikum:

Apis (rechts)

Lachesis (links)

Allgemeines:

Die Urtinktur von *Apis* wird aus der Honigbiene, und zwar aus dem ganzen Tier, zubereitet. Indiziert ist Apis bei exsudativen Entzündungen mit umschriebener Ödembildung und seröser Ausschwitzung (Mezger). Dabei sind besonders Haut und die serösen Häute betroffen. Es besteht eine organotrope Beziehung zu den Organen des Rachenrings und des Kehlkopfes, den Ovarien und Nieren. Apis ist ein bedeutsames Mittel im Kampf gegen alle rheumatischen Leiden, besonders im chronischen Zustand.

Lachesis ➡ B 31 (Seite 42)

Homöopathie:

Vorherrschend ist bei *Apis* die entzündliche Schwellung der serösen Häute, auch der Synovia und des Periosts. Die Haut ist blass-rot, ödematös und wird im weiteren Verlauf der Erkrankung blau-rot. Sie kann sehr heftig brennen und jucken und ist sehr empfindlich gegen Berührung. Die Beschwerden bessern sich durch Kühlung.

Lachesis ➡ B 31 (Seite 43)

Antihomotoxikum:

Apis-Injeel (forte) S

Apis-Homaccord

Lachesis-Injeel (forte) S

Mucosa compositum

Antihomotoxische Medizin:

Mucosa compositum enthält Lachesis. Dadurch wird der Punkt, ergänzt durch die zusätzlichen Bestandteile von Mucosa compositum, günstig beeinflusst.

B 60 ➡ **Seite 36**

Tabellarische Zusammenstellung

Punkt	Homöopathikum	Antihomotoxikum
B 60	Magnesium phosphoricum	Magnesium phosphoricum-Injeel (forte) Spascupreel
B 17	Naja (li) Apis (re)	Apis-Injeel (forte) S Apis-Homaccord

B 60 ➡ Seite 36

B 17

Chinesischer Name:
Ko Shu (Zustimmungspunkt des Zwerchfells)

Lage:
Am Unterrand des 7. Brustwirbeldorns, 1 Cun lateral der Medianen

Wirkung:
Dieser Punkt hat eine ausgezeichnete Wirkung auf das Zwerchfell und damit auf die Regulierung der Atemtiefe. Gleichzeitig wirkt er auf die venösen Eigenschaften des Blutes, beseitigt Stasen und verbessert die rheologischen Funktionen des Blutes. Er hat damit indirekt auch einen Einfluss auf die Lymphgefäße und den Lymphabfluss. Dies ist bei entzündlichen Hauterkrankungen wichtig. B 17 gilt als „Meer des Hsüeh", derjenigen Kraft des Organismus, aus der sich alle Nahrungssäfte des Organismus aufbauen. Weiterhin vermag dieser Punkt das Hsüeh, das im Abdomen gebildet wird und das dann über den Thorax in den Herzmeridian einfließt, zu sammeln und zu lenken.

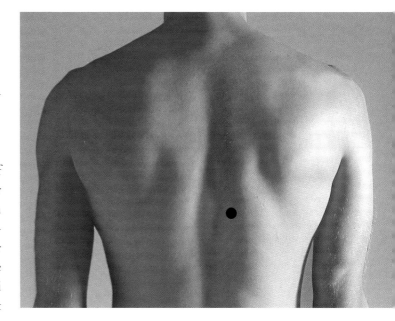

Homöopathikum:
Naja tripudians (links)
Apis (rechts)

Allgemeines:

In der Homöopathie werden vielfach Schlangengifte verwendet, bei *Naja tripudians* handelt es sich um das Gift der Kobra oder Brillenschlange. Es enthält ein Neurotoxin mit Beziehung zum Nervensystem, diverse die Blutgerinnung beeinflussende Faktoren sowie Zytolysine, die das Wachstum der Bindegewebszellen hemmen (Mezger). Eine Hauptindikation ist die akute und chronische Herzmuskelentzündung, aber auch Störungen des Reizleitungsapparats.
Apis ➔ N 6 (Seite 56)

Homöopathie:

Patienten, für die *Naja* das Mittel der Wahl ist, verspüren ein Engegefühl am Hals und frieren am ganzen Körper, was wiederum von Hitzewallungen abgelöst werden kann. Sie haben pektanginöse Herzbeschwerden mit Schwächeanfällen. Die Beschwerden verschlimmern sich durch Stimulanzien, sie werden besser beim Gehen oder Fahren im Freien.

Bei *Apis*-Patienten sind die betroffenen Körperteile ödematös und erysipelartig umschrieben geschwollen und zudem rötlich verfärbt. Die Patienten haben stechende Schmerzen und das Gefühl brennender Hitze, sie Verlangen nach Abkühlung. Berührung ist ihnen unerträglich, Wärme verschlimmert die Beschwerden. Sie fühlen sich oft trostlos, sind sehr nervös, ruhelos, traurig und ängstlich, meinen sterben zu müssen und wollen dies auch. Dann wieder sind sie ärgerlich und verwirrt – man kann diesen Patienten nichts Recht machen.

Apis wirkt auch bei Nesselsucht, Taubheitsgefühl in den Fingern und Morgensteifheit gut. Besonders nach dem Schlaf kommt es zu einer Verschlimmerung dieser Beschwerden, weil über Nacht die Flüssigkeitsausscheidung aus der Peripherie nicht ausreichend ist.

Antihomotoxikum:

Naja tripudians-Injeel
Apis-Injeel (forte) S
Apis-Homaccord

Antihomotoxische Medizin:

Die in *Apis-Homaccord* enthaltenen weiteren Bestandteile Apisinum, Scilla und Tartarus stibiatus zeigen als Präparate-Komplex eine höhere Affinität zu entzündlich-ödematösen Erkrankungen: bei Interkostalneuralgien mit entzündlicher Komponente ein ideales Mittel.

Tabellarische Zusammenstellung

Punkt	Homöopathikum	Antihomotoxikum
B 60	Magnesium phosphoricum	Magnesium phosphoricum-Injeel (forte) Spascupreel
Di 4	Hydrastis Veratrum	Hydrastis-Injeel (forte) Veratrum-Injeel (forte) S Mucosa compositum Veratrum-Homaccord
Dü 4	Alumina Cuprum	Cuprum-Injeel (forte) Atropinum compositum Spascupreel
3E 15	Natrium sulfuricum	Natrium sulfuricum-Injeel (forte) Lymphomyosot Traumeel S

B 60 ➡ **Seite 36**   **Dü 4** ➡ **Seite 10**

Di 4 ➡ **Seite 22**   **3E 15** ➡ **Seite 14**

Tabellarische Zusammenstellung

Punkt	Homöopathikum	Antihomotoxikum
N 8	Secale Kalium carbonicum	Secale cornutum-Injeel Placenta compositum Circulo-Injeel N Kalium carbonicum-Injeel (forte N) Cralonin
KS 7	Spigelia	Spigelia-Injeel S Staphisagria Staphisagria-Injeel Spigelon

N 8

Chinesischer Name:

San Yin Tsiao (Herr des Blutes)

Lage:

Vier QF oberhalb des inneren Knöchels am medialen Tibiarand

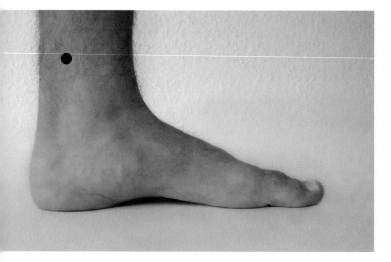

Wirkung:

In diesem Punkt „kreuzen" sich die drei Yin-Meridiane der unteren Extremitäten (Kreuzungspunkt mit Le 5 und MP 6). Der Begriff „Kreuzung" ist insofern nicht ganz richtig, als es sich nicht um eine echte Kreuzung handelt, sondern um eine sehr enge Annäherung der Meridiane. Dieser Annäherungsraum ist jedoch so eng, dass alle drei betroffenen Punkte als identisch angesehen werden können. In der Literatur wird der Punkt N 8 oft nicht bzw. nur unter der sicherlich treffenderen Bezeichnung MP 6 behandelt. Durch diesen Punkt wird eine Regulation der Durchblutung der unteren Extremitäten und des kleinen Beckens erreicht. Deshalb ist dieser Punkt so wertvoll bei allen Stasen in den Beinen und des kleinen Beckens mit allen daraus resultierenden Beschwerden wie Ödemen, Schmerzen und psychischen Alterationen (hormonelle Einflüsse über die Gonaden).

Homöopathikum:

Secale

Kalium carbonicum

Allgemeines:

Secale (Mutterkorn) ist ein Schlauchpilz, der auf Getreide, besonders auf Roggen wächst. Früher, als das Brotgetreide noch ungenügend gesäubert wurde, verursachte das Mutterkorn schwere Erkrankungen, deren Hauptsymptome Zuckungen und Nekrosen teilweise von ganzen Gliedmaßen waren. Man hielt die Krankheit für eine Strafe des Himmels. Im Jahre 1906 wurde als erstes Alkaloid des Mutterkorns das Ergotoxin gefunden, später als weitere Toxine Amine und Clavin-Alkaloide.

Kalium carbonicum findet sich in der Erdrinde und in zahlreichen Gesteinen, es hat im Pflanzenreich als Nährstoff eine überragende Bedeutung – sind doch die wichtigsten Prozesse im pflanzlichen Stoffwechsel stark kaliumabhängig. Auch im menschlichen Organismus ist Kalium eines der wichtigsten Elemente für den Zellhaushalt, dementsprechend finden wir die größten Kaliumanteile intrazellulär.

Homöopathie:

Menschen, die mit *Secale* behandelt werden müssen, machen einen ausgezehrten Eindruck, sie sind schnell erschöpft und ausgesprochen kraftlos – besonders die Muskelkraft hat erheblich gelitten. Auffallend ist, dass diese Patienten ein Brennen in allen Körperteilen empfinden, obwohl sich diese von außen eiskalt anfühlen. Trotzdem vertragen die Patienten keine Wärme: Warmes Zudecken, Bettwärme, jede Art von Wärme verschlimmert die Beschwerden. Für andere Menschen angenehme warme Sommertemperaturen sind ihnen abträglich, ein kaltes Bad oder eine kalte Dusche hingegen wird als erfrischend empfunden. Auffallend ist ihr großes Verlangen nach Saurem, besonders nach Zitronen und Obstessig. Weitere Symptome sind kongestive Kopfschmerzen, Schwindel mit Übelkeit und Brechwürgen, Eiseskälte am ganzen Körper, große Angst und Todesfurcht sowie wehenartige Gebärmutterkrämpfe. Bei Frauen sind die Blutungen sehr stark und übel riechend, oftmals von Kribbeln und Amei-

senlaufen in den Gliedern sowie von großer Angst begleitet (spezifisches Symptom).

Die Konstitution von *Kalium-carbonicum*-Patienten ist gekennzeichnet von Frostigkeit, schwachem Blutkreislauf, Muskelschwäche und Muskelschlaffheit sowie Ödembereitschaft (Gawlick). Im Vegetativen fällt eine gesteigerte parasympathische Erregbarkeit (Vagotonie) auf. Im Gegensatz zum Secale-Patienten klagt der Kalium-carbonicum-Patient über ein Kältegefühl einzelner Organteile oder der Nervenenden; die als kalt empfundenen Teile können auch schmerzen. Durch Zufuhr von Wärme verschwinden die Schmerzen, um an anderer Stelle wieder aufzutreten. Nach Gawlick finden sich bei diesen Patienten häufig Erkrankungen der ausscheidenden Organe, der Lunge, der Niere, der Leber. So erklärt sich auch die Neigung zu Ödemen und zu Säckchen unter den Augenbrauen. Es finden sich auch Herzrhythmusstörungen mit Herzmuskelschwäche. Die Beschwerden verschlimmern sich morgens zwischen 3.00 und 4.00 Uhr, oft tritt auch eine Verschlimmerung im Zusammenhang mit der Menses auf. Die Schmerzen haben stechenden Charakter, sie wandern hin und her. Bewegung bessert. Kopfschmerzen sind häufig mit Schmerzen im LWS-Bereich verbunden und werden durch Kälte und Luftzug verschlimmert, durch Wärme und bei lokaler Wärmeanwendung verbessert. Beim Drehen des Kopfes entstehen Schwindel und drückende, reißende, stechende Kopfschmerzen. Bei Frauen setzt die Menses zu früh ein, ist zu lang und zu stark, scharf und übel riechend. Sie ist oft mit einer Schwäche im Kreuz verbunden.

Antihomotoxika:

Secale cornutum-Injeel

Placenta compositum

Circulo-Injeel N

Kalium carbonicum-Injeel (forte N)

Cralonin

Antihomotoxischen Medizin:

Placenta compositum und *Circulo-Injeel N* enthalten Secale. Neben dem Einzelmittel *Kalium carbonicum-Injeel (forte N)* kann auch der Einsatz von *Cralonin* je nach Symptomatik sinnvoll sein.

KS 7

Chinesischer Name:
Tan Ling (Großer Hügel)

Lage:
In der Mitte der volaren größten Handgelenksfurche, zwischen den Sehnen des Musculus palmaris longus und des Musculus flexor carpi radialis

Wirkung:
Sedierungspunkt und Quellpunkt mit starker Wirkung auf den Kreislauf, die Durchblutung und auf das Hormonsystem. Cave: Nicht zu tief stechen – in der subfaszialen Schicht befindet sich der Nervus medianus! Läsionen in diesem Bereich führen zu Bewegungseinschränkungen der Mittelphalangen und des Daumens!

Homöopathikum:
Spigelia
Staphisagria

Allgemeines:
Spigelia, das Wurmkraut, ist in Brasilien heimisch und äußerst giftig. Man verwendet das getrocknete Kraut der Pflanze. In der Homöopathie wird es bei akuter Endokarditis und Perikarditis eingesetzt, es ist aber auch bei anderen Herzleiden, besonders Angina pectoris, sehr hilfreich. Die Beschwerden sind deutlich linksseitig und neuralgischer Art. Typisch ist, dass die Beschwerden nur von morgens bis abends, nicht jedoch in der Nacht auftreten.
Staphisagria (Stefanskraut) gehört in die gleiche Familie wie Rittersporn und Eisenhut. Die Pflanze kommt aus Südeuropa, ihre Samen (Stefanskörner) wurden bereits von den Ärzten im alten Griechenland als Emetikum und zur Behandlung von Zahnschmerzen eingesetzt. Die Hauptwirkung der Alkaloide der Pflanze geht auf das Gehirn und das Rückenmark sowie auf die peripheren Nerven. Außerdem ist dieses Mittel sehr hilfreich zur Linderung der Folgen von Schnittverletzungen und Operationen, wie A. Stiegele berichtet: Er habe in seinem homöopathischen Krankenhaus in Stuttgart nach

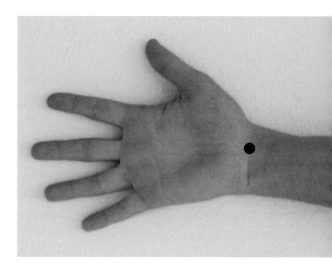

jeder Laparatomie prophylaktisch Staphisagria eingesetzt und jahrelang keine postoperativen Darmlähmungen mehr beobachtet. Des Weiteren wirkt dieses Mittel auf Harnblase und Harnröhre. Das Persönlichkeitsporträt beschreibt Patienten, die von Ärger, Kummer und Sorge beherrscht werden, sich deswegen völlig in sich zurückgezogen haben und depressiv geworden sind. Ihre Fähigkeit zur geistigen Arbeit und ihre Gedächtnisleistung nimmt rapide ab. Sexualität spielt eine erhebliche Rolle. Der Patient wird oftmals von quälenden sexuellen Gedanken bis hin zur extrem häufigen Selbstbefriedigung mit daraus resultierenden erheblichen Schuldgefühlen belastet. Die Patienten sind sehr gefühlsbetont und sensibel, möchten niemandem zur Last fallen und stellen ihre eigene Probleme weit in den Hintergrund. Erniedrigungen, sogar Quälereien werden wortlos hingenommen, es erfolgt keine Gegenwehr: Das Gefühl der verletzten Ehre kann wegen der gleichzeitigen Schuldgefühle nicht abreagiert werden. Staphisagria ist ein wichtiges Ärgermittel bei Kindern, gehört aber auch mit zur Therapie bei sexuellem Missbrauch.

Homöopathie:
Spigelia-Patienten empfinden eine Verbesserung ihrer Beschwerden, wenn sie sich auf die rechte Seite legen, die Schmerzen verschlimmern sich durch Berührung, Bewegung, Erschütterung, Geräusche

sowie bei Sturm und Wetterwechsel. Sie haben – meist halbseitig – Schmerzen hinter dem Auge und im Schläfenbereich, die zum Teil bis in die Zähne hineinziehen können.

Bei Patienten, denen *Staphisagria* hilft, verschlimmern sich die Beschwerden durch Zorn, Ärger und durch geringste Berührung der Geschlechtsteile oder der erkrankten Körperteile. Der Patient berichtet über eine „Betäubung des Kopfes", als „läge dort eine Kugel" oder „als wäre das Gehirn locker" (Mezger). Sie träumen von Mord, Kampf und Streit. Frauen haben ein Senkungsgefühl im Unterleib, ihre Periode ist sehr unregelmäßig oder bleibt ganz aus.

Antihomotoxikum:

Spigelia-Injeel S
Staphisagria-Injeel
Spigelon

Antihomotoxische Medizin:

Neben den Einzelmitteln Spigelia und Staphisagria hat sich *Spigelon* bewährt, das Spigelia enthält.

Tabellarische Zusammenstellung

Punkt	Homöopathikum	Antihomotoxikum
KG 12	Thuja	Thuja-Injeel (forte) S Spigelon
LG 11	Stramonium	Stramonium-Injeel
MP 12	Iris versicolor	Iris-Injeel
M 36	Arsenicum jodatum Pulsatilla	Arsenum jodatum-Injeel (forte) Pulsatilla-Injeel (forte) S Discus compositum N mit Kalmia Coenzyme compositum

KG 12

Chinesischer Name:
Chung Kuann (Mittlerer Kanal)

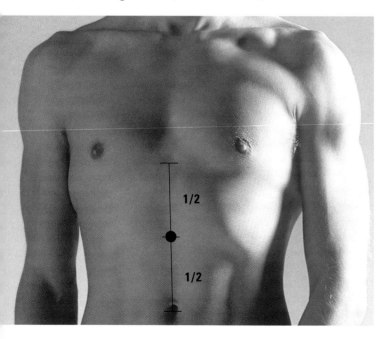

Lage:
In der Medianen in der Mitte zwischen Nabel und Xyphoid

Wirkung:
Alarmpunkt des Magenmeridians sowie mittlerer digestiver Alarmpunkt des Dreifachen Erwärmers. Hat als zweifacher Alarmpunkt eine breite Wirkung. Er wird auch als Solarispunkt bezeichnet. An ihm zeigt sich die Beeinflussbarkeit des vegetativen Digestiv-Traktes. Er wirkt sehr schnell bei Oberbauchschmerzen und wird vor allem bei Funktionsstörungen von Magen und Milz sowie bei dyspeptischen Beschwerden eingesetzt. Durch seine breite Vernetzung mit anderen Meridianen und energetischen Zusatzfunktionskreisen ist bei der Behandlung eine tief gehende vegetative und auch hormonelle Harmonisierung möglich. Die Übereinstimmung zwischen KG 12 und dem Arzneimittelbild seines

korrespondierenden Homöopathikums, Thuja, ist außerordentlich groß.

Homöopathikum:
Thuja

Allgemeines:
Thuja, der Lebensbaum, stammt ursprünglich aus Nordamerika, er kam in der ersten Hälfte des 19. Jahrhunderts als Gartenpflanze in Mode. Die Wirkung der frischen, zu Beginn der Blüte gesammelten Zweige beruht im Wesentlichen auf einem ätherischen Öl. Bei Vergiftung durch dieses Öl treten stärkste Reizungen und Entzündungen des Magen-Darm-Kanals mit teilweise blutigem Erbrechen auf. Die Gastritis geht bis hin zu Ulzerationen mit Magenperforation. Thuja ist zudem ein wichtiges Mittel bei Warzen.

Homöopathie:
Die Hauptwirkung von *Thuja* zielt auf die Schleimhäute mit den zugehörigen Lymphdrüsen. Besonders typische Beschwerden, bei denen Thuja eingesetzt wird, sind Störungen im Bereich der Verdauungsorgane, in Mund und Rachen sowie im Afterbereich (hier Polypen- und Feigwarzenbildung). Die Patienten haben eine extreme Neigung zu Erkältungskrankheiten, die besonders durch feuchte Kälte verursacht werden. Hahnemann hat Thuja als wichtiges Mittel für bestimmte tief greifende, teilweise vererbte, Schädigungen des gesamten Organismus (Sycosis) propagiert. Thuja ist ein wichtiges Mittel, wenn Patienten infolge von chronischen und rezidivierenden Infekten, die oftmals unterdrückt wurden (Mezger), nicht wieder gesund werden können. Auch Impfschäden können durch Thuja wieder ausreguliert werden.

In der homöopathischen Literatur ist zu lesen, dass die Besserung der Beschwerden bei Thuja-Patienten durch wieder auftretende Absonderungen angezeigt wird: durch Schweiß, durch Nasenfluss bei Stirnhöhlenentzündung beziehungsweise durch Harnröhrenfluss bei Nebenhodenentzündung (Mezger). Nach den Vorstellungen von Hans-Heinrich Reckeweg ist dies als eine regressive Vikariation anzusehen. Er bewertet dies als günstig für den Heilungsverlauf. Weitere Symptome sind: schmerzhafte Zungenspitze, weiße Blasen an der Seite nahe der Zungenwurzel, Parodontitis mit Zerstörung des Zahnhalses, außerdem völlige Appetitlosigkeit, Abneigung gegen frisches Fleisch, starkes Aufstoßen besonders nach Fett und nach Zwiebeln, Durchfall nach dem Frühstück, aufgetriebener Leib, deutliche peristaltische Geräusche, Analfissuren sowie Warzen im Analbereich.

Antihomotoxikum:
Thuja-Injeel (forte) S
Spigelon

Antihomotoxische Medizin:
In *Spigelon* ist Thuja enthalten. Aber auch der Einfluss des gesamten Komplexmittels erinnert in seiner Vielfalt an KG 12.

LG 11

Chinesischer Name:
Shen Tao (Göttlicher Weg)

Lage:
Am Unterrand des 5. Brustwirbeldorns

Wirkung:
Dieser Punkt ist eigentlich ein psychotroper Punkt. Er liegt genau in der Mitte des „Anahata-Chakra". Neben seiner stabilisierenden Wirkung auf die Psyche zeigt er auch eine große Wirkung auf das Herz-Kreislaufsystem. Gleich daneben, auf dem inneren Ast des Blasenmeridians, liegt der Zustimmungspunkt des Herzens, B 15.

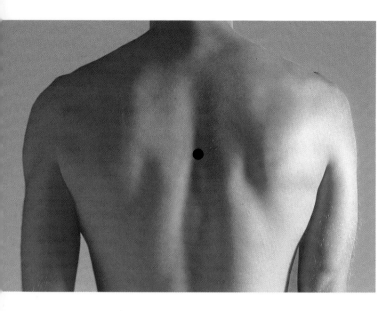

Homöopathikum:
Stramonium

Allgemeines:

Stramonium ist genau genommen die Pflanze Datura stramonium, die heute bei Hobbygärtnern weit verbreitet ist. Sie kann im Freien gezüchtet werden, wird weit über zwei Meter hoch und hat riesige, herabhängende, weiße oder leicht rosafarbene Blüten. Stramonium enthält viele verschiedene, hoch konzentrierte Alkaloide, denn sie gehört – wie auch Belladonna, Hyosciamus, Dulcamara, Tabacum und Capsicum (Cayenne-Pfeffer) – in die Gruppe der Nachtschattengewächse. Ihre Giftwirkung ist ausgesprochen stark.

Stramonium wurde, ebenso wie das Bilsenkraut, bereits im Altertum zur Schmerzbekämpfung verwendet. Gawlick beschreibt, dass auch die Römer die Wirkung dieser Pflanze auf einem Feldzug kennen lernten: „Stramonium verursacht Geisteskrankheiten und absolutes Vergessen bisheriger Ereignisse". In China wurde diese Pflanze gegen Abdominalschmerzen verwendet, besonders aber auch bei Wahnvorstellungen durch hohes Fieber. In früheren Zeiten wurde die toxische Wirkung häufig für Liebes- oder Betäubungsgetränke ausgenutzt. Aus dieser kurzen Gesamtbeschreibung lässt sich sehr gut der Zusammenhang zu dem Symptomenbild „Kopfschmerzen mit Erbrechen" herleiten.

Homöopathie:

Wichtigste Symptome der Personen, denen *Stramonium* hilft, sind Brechreiz und Erbrechen, wenn der Kopf während der Kopfschmerzattacke gehoben wird. Der Patient ist äußerst empfindlich gegen alle Sinneseindrücke. Seine Schmerzen verschlechtern sich beim Anblick von hellen, glänzenden Gegenständen, im Gegensatz dazu wird helles Licht jedoch gut vertragen. Der Patient mag nicht allein sein, er hat bohrende Kopfschmerzen, gleichzeitig tritt ein heftiger Blutandrang zum Kopf auf. Es besteht eine Fallneigung nach vorne, das Gesicht ist erhitzt, aufgedunsen und hellrot. Begleitendes Symptom ist oftmals ein zerebraler Erregungszustand mit Logorrhö, Seh- und Hörtäuschungen, Schwindel, Zähneknirschen, ständigem Bewegen der Lippen sowie heftigem Harndrang und Entleerung von großen Mengen Urin. Die Erregung zeigt sich aber nicht nur in der großen Geschwätzigkeit, sondern auch in unmotiviertem Lachen, Singen und Schreien.

Auch auf die wunderbare Wirkung von Stramonium bei Verhaltensauffälligkeiten von Kindern sei hingewiesen. Im Symptomenbild finden sich besonders Schlafstörungen mit großer Unruhe. Die Kinder erwachen nachts schreiend aus dem Schlaf, knirschen mit den Zähnen und rollen mit dem Kopf. Sie haben große Angst in der Dunkelheit – in diesem Zusammenhang ist wieder die Angst beim Alleinsein wichtig. All dies sind wesentliche hinweisende Symptome für den Einsatz dieses Mittels. Hinzu kommt eine große Abneigung gegen Wasser: Baden ist den Kindern unangenehm, selbst das Trinken von Wasser wird manchmal verweigert.

Antihomotoxikum:
Stramonium-Injeel

Antihomotoxische Medizin:

Stramonium liegt in der Antihomotoxischen Medizin nicht in einem injizierbaren Komplexmittel vor. *Barijodeel* enthält zwar Stramonium, liegt aber nur in Tablettenform vor. Man kann, um eine größere Unterstützung zu erlangen, *Stramonium-Injeel* injizieren und Barijodeel oral dazugeben.

MP 12

Chinesischer Name:
Chung Men (Angriffstor)

Lage:
3,5 cm lateral der Mittellinie in Höhe des Symphysenoberrandes, knapp lateral der Arteria femoralis

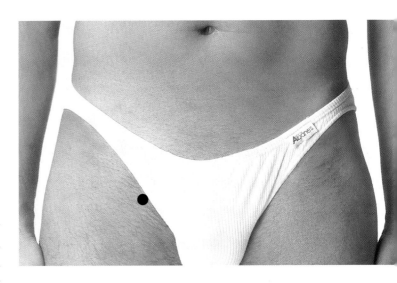

Wirkung:
Dieser Punkt wirkt bei Kopfschmerzen mit Erbrechen vor allem über seinen inneren Ast, der vom Punkt aus nach innen zur Milz und zum Magen läuft, durchs Zwerchfell tritt, entlang des Ösophagus nach oben verläuft und an der Zungenwurzel ausstrahlt. Eingesetzt wird er vor allem bei intestinalen Spasmen, Reizmagen und Erbrechen.

Homöopathikum:
Iris versicolor

Allgemeines:
Iris versicolor, die Schwertlilie, ist ursprünglich in Nordamerika und Kanada heimisch. Sie hat eine besondere Wirkung auf die Funktion der Schilddrüse, insbesondere aber auf die Drüsen der Verdauungstrakts, vor allem der Bauchspeicheldrüse. Toxikologisch kommt es zu einer Reizung der Schleimhäute des Verdauungstrakts, vermehrtem Gallenfluss und Kopfschmerzen mit Übelkeit. Bei sehr starker Intoxikation treten choleraähnliche Durchfälle auf.

Homöopathie:
Patienten, bei denen *Iris versicolor* angezeigt ist, klagen auffallend oft über Stirnkopfschmerzen mit Übelkeit. Meist ist die rechte Schläfe befallen, manchmal wird über ein Einschnürungsgefühl in der Kopfhaut berichtet. Dem Patienten ist übel, das Erbrochene ist meist sauer, manchmal blutig und mit Gallebestandteilen versetzt. Weitere Symptome sind reichlicher Speichelfluss, wässrige Durchfälle mit Brennen am After und im gesamten Verdauungskanal sowie schneidende Schmerzen im Abdomen. Besonders die Leber ist schmerzhaft. Hingewiesen sei noch auf ein sehr wichtiges Symptom, das fast als Indikation angesehen werden kann: Patienten, die aus einer Anspannung herauskommen und dann in der Entspannung Kopfschmerzen entwickeln, können mit Iris hervorragend behandelt werden. Meistens treten diese Kopfschmerzen zu Beginn des Wochenendes oder zu Beginn der Ferien auf. Wir finden eine ähnliche Situation bei Gelsemium-Patienten, hier herrscht allerdings ein Hinterkopfschmerz (Okzipitalmigräne) vor. Bei Iris handelt es sich eindeutig um einen Stirnkopfschmerz. Oftmals fangen die Beschwerden mit einem Schleier vor den Augen an, wenn nach geistiger Anstrengung die Entspannung eintritt. Die Ohren dröhnen, es kann zu Klingelgeräuschen in den Ohren kommen.

Antihomotoxikum:
Iris-Injeel

Antihomotoxische Medizin:
Iris versicolor liegt in der Antihomotoxischen Therapie nur in der Injeelform vor. Durch den Potenzakkord kommt es aber dennoch zu einer tieferen und breiteren Wirkung, da neben dem organischen auch noch der funktionelle und personotrope Bereich abgedeckt werden.

M 36 **Seite 31**

Kopfschmerzen mit Schwindel

Tabellarische Zusammenstellung

Punkt	Homöopathikum	Antihomotoxikum
KG 12	Thuja	Thuja-Injeel (forte) S Spigelon
LG 19	Zincum Latrodectus mactans	Zincum valerianicum-Injeel (forte) Spigelon
B 65	Cantharis Nux vomica	Cantharis-Injeel Nux vomica-Injeel (forte) S Nux vomica-Homaccord
H 7	Aurum metallicum Spigelia	Aurum-Injeel Spigelia-Injeel S Spigelon Cralonin

KG 12 ➔ Seite 64

LG 19 ➔ Seite 21

B 65

Chinesischer Name:
Shu Ku (Knochenband)

Lage:
Am lateralen Rand des Fußes, knapp unter dem 5. Metatarsalköpfchen am Übergang zum Schaft

Wirkung:
Sedierungspunkt des Meridians. Als Fernpunkt bei Kopfschmerzen, brennenden Beschwerden im Kopfbereich, Tinnitus und Schwindel. Beeinflusst alle Organe, durch die der Meridian zieht.

Homöopathikum:
Cantharis
Nux vomica

Allgemeines:
Cantharis wird aus dem Käfer Lytta vesicatoria hergestellt und enthält hauptsächlich als wirksame Substanz das Cantharidin, welches bereits in geringer Dosierung tödlich sein kann. Bereits Hippokrates wandte die Substanz äußerlich als Blasen ziehendes Mittel zur Ableitung einer Entzündung nach außen an (Cantharidenpflaster). Auch gegen Blasenentzün-

dungen wird die Substanz eingesetzt. In der Volksmedizin gilt Cantharis als Aphrodisiakum und als Abortivum. Besonders aus diesen letzten beiden Anwendungen sind reichlich toxikologische Symptome bekannt.

In der Homöopathie liegt der Hauptangriffspunkt des Mittels bei Nieren und Harnwegen. Besonders bei akuter Zystitis mit starken brennenden und schneidenden Schmerzen ist das Mittel außerordentlich hilfreich.

Nux vomica ➜ MP 9 (Seite 51)

Homöopathie:

Der enge Zusammenhang zur Blase und zur gestörten Ausscheidung ist zu beachten. Der Patient ist ruhelos und fühlt sich überall wund. Heftige Krämpfe am ganzen Körper treten auf, die sich durch Berührung und Bewegung bessern. Der brennende und schneidende Charakter der Schmerzen sowie oftmals ein starker Harndrang sind richtungsweisend für den Einsatz von *Cantharis* an diesem Punkt.

Nux vomica ➜ MP 9 (Seite 51)

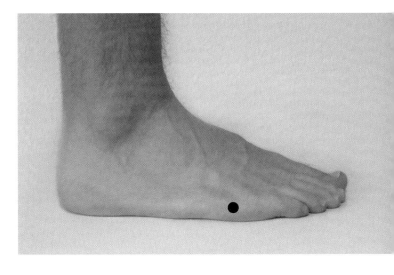

Antihomotoxikum:

Cantharis-Injeel
Nux vomica-Injeel S
Nux vomica-Homaccord

Antihomotoxische Medizin:

Neben den Einzelmitteln Cantharis und Nux vomica hat sich die Gabe des Komplexmittels *Nux vomi-*

---

ca-Homaccord sehr gut bewährt.

H 7

Chinesischer Name:

Shen Men (Göttliches Tor)

Lage:

An der distalen Handgelenkfurche am inneren Rand des Os pisiforme

Wirkung:

Durch seine Eigenschaft als Sedierungspunkt und gleichzeitig als Quellpunkt zeigt dieser Punkt eine weitgehende Wirkung, auch auf seinen gekoppelten Meridian, dem Dünndarm (Dü 7). Infolge des Erzeugerzyklus, in welchem die Erde das Kind des Feuers ist, sediert das Kind die Mutter, weshalb der Quellpunkt auf die Energie des Herzmeridians einen

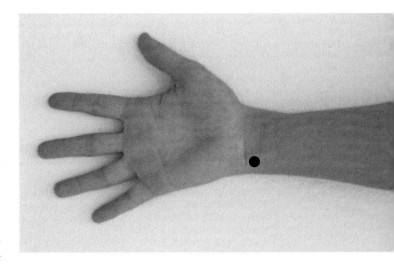

sedierenden Effekt ausübt. Eingesetzt wird der Punkt vor allem bei allen hyperkinetischen kardialen Funktionen, verbunden mit deren Begleiterscheinungen.

Homöopathikum:

Aurum metallicum

Spigelia

Allgemeines:

Im menschlichen Organismus entwickelt *Aurum metallicum*, das Gold, eine toxische Wirkung auf das hämatopoetische System, Lymphdrüsen und Knochen. Nach Boericke soll eine auffallende Ähnlichkeit von Gold- mit Quecksilbervergiftungen bestehen. Im Vergiftungsbild wird über nächtliche Knochenschmerzen, besonders im kranialen Bereich, in der Nase und am Gaumen, berichtet. Parallel dazu kommt es zu Herzklopfen und Stauungsempfindungen. Des Weiteren gibt es eindrucksvolle Wirkungen auf das Gefäßsystem (Arteriosklerose) und auf die Psyche. Letztere gehen bis hin zur Selbstmordneigung.

Spigelia ➜ KS 7 (Seite 62)

Homöopathie:

Vorab muss darauf hingewiesen werden, dass *Aurum metallicum* bei der Kopfschmerzsymptomatik nur dann eine wirklich eindrucksvolle Wirkung zeigt, wenn der Typus des Patienten zum Arzneimittelbild von Aurum passt. Der Patient wird beschrieben als typischer Apoplektiker mit rotem Hochdruck, er ist schwerblütig, hat einen behäbigen Gang und eine gedrückte Haltung, er klagt über depressive Verstimmungen, ist hoffnungslos und unentschlossen. Er glaubt nicht, in diese Welt zu gehören, und sehnt sich nach dem Tod, an den er sehr gerne denkt. Er sucht die Einsamkeit, ist still, verschlossen und melancholisch. Gleichzeitig entzürnt ihn jedoch der geringste Widerspruch aufs heftigste (Mezger). Die allgemeinen Beschwerden, auch die Kopfschmerzen, verschlimmern sich deutlich in der Nacht, in Ruhe, durch geistige Anstrengung und durch Kälte. Auffallend ist allerdings, dass die Kopfschmerzen durch Abkühlung und Bewegung im Freien besser werden. Sie werden als bohrend und reißend beschrieben und sind in den Schädelknochen lokalisiert. Die Kopfschmerzen werden oftmals von Ohrgeräuschen und Schwerhörigkeit begleitet. Nach der Erfahrung der Autoren sollte wegen der großen Simile-Wirkung auch während der akuten Kopfschmerzattacke möglichst nicht mit Tiefpotenzen gearbeitet werden. Die Verwendung von Aurum-Injeel mit seiner Breitenwirkung von der Organebene bis hin in die Psyche, die durch die verschiedenen Potenzen entsteht, ist dringend angeraten.

Spigelia ➜ KS 7 (Seite 62)

Antihomotoxikum:

Aurum-Injeel

Spigelia-Injeel S

Spigelon

Cralonin

Antihomotoxische Medizin:

Spigelon und *Cralonin* enthalten beide Spigelia und können so die Wirkung vergrößern, vor allem in Verbindung mit *Aurum-Injeel.*

Tabellarische Zusammenstellung

Punkt	Homöopathikum	Antihomotoxikum
Di 4	Hydrastis Veratrum album	Hydrastis-Injeel (forte) Veratrum-Injeel (forte) S Mucosa compositum Veratrum-Homaccord
Le 3	Phosphor Cuprum	Cuprum-Injeel (forte) Phosphorus-Injeel (forte) S Spascupreel
G 43	China	China-Injeel (forte) S China-Homaccord S Hepar compositum N

Di 4 ➡ Seite 22   Le 3 ➡ Seite 44

G 43

Chinesischer Name:
Chiao Hsi (Regelnder Bachlauf)

Lage:
Auf dem Fußrücken, zwischen dem 4. und 5. Grundgelenk

Wirkung:
Tonisierungspunkt des Meridians. Beseitigt die Kälte aus dem Meridian und fördert das Qi. Wird vor allem bei Cholezystopathien, bei Leberschwäche, bei großer Mattigkeit verwendet. Der richtige Punkt bei Kopfschmerzen und Migräne, die sich bis in die Augen ziehen. Gilt als potenter Punkt bei allen Unentschlossenen und Zaghaften.

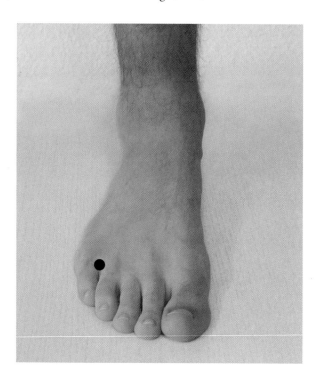

Homöopathikum:
China

Allgemeines:
Als Wirkstoffe von *China* (Chinarinde) sind das in der Rinde enthaltene Alkaloid Chinin und dessen Abkömmlinge bekannt. In den letzten Jahrhunderten setzte man deren toxische Wirkung gegen Proto-zoen ein, z. B. bei der Behandlung der Malaria, bei der die Plasmodien in ihrer Fortpflanzung blockiert werden. Chinin hemmt zudem bestimmte Zellenzyme und hat einen temperaturregulierenden Einfluss beim Fieber (Mezger).

Homöopathie:
Die berühmten Forschungen von Hahnemann zur Chinarinde sind allgemein bekannt. Das Leitsymptom von Patienten, bei denen *China* indiziert ist, ist in der Homöopathie der große Säfteverlust. Damit sind Störungen oder schwere Krankheiten gemeint, die mit einem erheblichen Flüssigkeitsverlust einhergehen. Dabei kann es sich um Blutverluste, chronische Eiterungen oder Diarrhöen handeln, aber auch um starkes Schwitzen oder lang andauerndes Stillen. Die Patienten sind im Allgemeinen extrem empfindlich gegen die geringste Kälte und die leiseste Berührung, ja das ganze Nervensystem reagiert außerordentlich auf alle Sinneseindrücke wie Licht, Geräusche und Gerüche (Mezger). Während Patienten durch gute Pflege und ausreichenden Schlaf normalerweise gekräftigt werden, ist dies bei Patienten, die mit China behandelt werden müssen, nicht der Fall. Im Bereich des Magen-Darm-Trakts gibt es eine enge Affinität zur Gallenblase, bei allen Erkrankungen dieses Organs ist China in Betracht zu ziehen. Der Magen ist bei China-Patienten sehr empfindlich gegenüber allen möglichen Speisen, weitere Symptome sind eine ausgeprägte Blähsucht und häufiges Aufstoßen. Der reichliche Blähungsabgang bessert die Beschwerden nicht. Die Patienten liegen zusammengekrümmt im Bett.

Antihomotoxikum:
China-Injeel (forte) S
China-Homaccord S
Hepar compositum N

Antihomotoxische Medizin:
China-Homaccord S enthält neben China noch weitere Substanzen in Potenzakkord. *Hepar compositum N* enthält ebenfalls China. Beide Kombinationspräparate sind in der Lage, einen tief greifenden Effekt auf den Punkt auszuüben.

Tabellarische Zusammenstellung

Punkt	Homöopathikum	Antihomotoxikum
M 31	Iris versicolor	Iris-Injeel Neuro-Injeel
M 36	Arsenicum jodatum Pulsatilla	Arsenum jodatum-Injeel Pulsatilla-Injeel (forte) S Discus compositum N mit Kalmia Coenzyme compositum
KG 14	Tabacum Ipecacuanha	Tabacum-Injeel Circulo-Injeel N Ipecacuanha-Injeel Mucosa compositum
Lu 7	Phosphor Ipecacuanha	Ipecacuanha-Injeel Phosphorus-Injeel (forte) S Mucosa compositum

73

M 31

Chinesischer Name:
Pi Kuan (Schenkelgrenze)

Lage:
Von der Symphyse 2 cm kaudal in einer Vertiefung am lateralen Rand des Musculus sartorius

Wirkung:
Kreuzungspunkt, an dem sich der Magen-Meridian (M 31), der Milz-Pankreas-Meridian (MP 11a) und der Leber-Meridian (Le 12) kreuzen. Wird oft eingesetzt bei Durchblutungsstörungen der Beine und bei opthalmischer Migräne. In diesem Falle zeigt sich auch sehr gut die Verbindung zu dem mit diesem

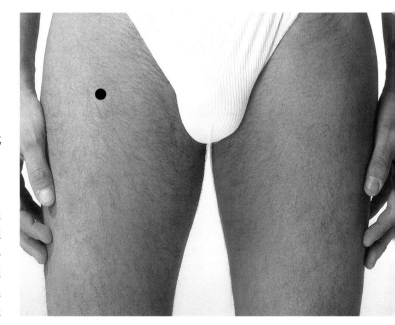

Punktkorrespondierenden Homöopathikum Iris versicolor.

Homöopathikum:
Iris versicolor

Allgemeines:
Iris versicolor ➜ MP 12 (Seite 67)

Homöopathie:
Iris versicolor ➜ MP 12 (Seite 67)

Antihomotoxikum:
Iris-Injeel
Neuro-Injeel

Antihomotoxische Medizin:
Neuro-Injeel beinhaltet zwar kein Iris versicolor, zeigt aber eine breitere und tiefere Wirkung als Iris allein.
In einigen Fällen, vor allem bei Flimmerskotom, hat sich die Kombination von Iris-Injeel und Neuro-Injeel bewährt.

M 36 ➡ Seite 31

KG 14

Chinesischer Name:
Chü Chüeh (Machtgrenze)

Lage:
Ein Achtel unterhalb des Xyphoids auf der Strecke Xyphoid–Nabel

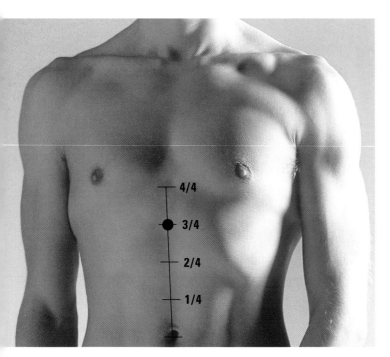

Wirkung:
Alarmpunkt des Herzens mit sehr starker Wirkung auf das Herz-Kreislaufsystem. Vertreibt Fülle und Hitze aus dem Herz-Meridian. Reguliert das Herz-Qi sowie das gegenläufige Magen-Qi. Eingesetzt beim hyperkinetischen Herzsyndrom, bei sonstigen Tachykardien, bei Übelkeit, Erbrechen und ophthalmischer Migräne.

Homöopathikum:
Tabacum
Ipecacuanha

Allgemeines:
Wie auch bei Stramonium und Belladonna handelt es sich bei *Tabacum* um eine Nachtschattenpflanze, die durch ihre Alkaloide eine toxische Wirkung zeigt. Die Vergiftungserscheinungen umfassen Symptome sowohl aus dem Gefäß-Nervenbereich wie auch des vegetativen Nervensystems in Richtung auf eine Vaguswirkung. Tabacum wird bei Gefäßkrämpfen eingesetzt. Hierzu gehören zum Beispiel angiospastische Migräne, Morbus Menière, Angina pectoris, Tachykardien und der gesamte gastrokardiale Symptomenkomplex.

Ipecacuanha, die Brechwurz, wächst in den tropisch feuchten Wäldern Brasiliens. Ihre Wirkung erstreckt sich auf die Verdauungsorgane und die Atemwege, besonders auf den Nervus vagus. Die getrocknete Wurzel enthält das Alkaloid Emetin, das Erbrechen hervorruft. Auch die anderen enthaltenen Alkaloide greifen vor allem die Schleimhäute an. Die Folge ist eine übermäßige Sekretion mit Bindehautkatarrh, heftigem Schnupfen, krampfartigem Husten sowie Diarrhö.

Homöopathie:

Durch die Vaguswirkung von *Tabacum* entsteht eine starke Affinität des Mittels zu den Gefäßen, dem Herzen und dem Magen-Darm-Kanal. Den Patienten, für die Tabacum das Mittel der Wahl ist, ist sterbensübel, vermehrter Speichelfluss tritt auf, ihnen bricht der kalte Schweiß aus, sie fühlen sich außerordentlich schwach, ihnen ist am ganzen Körper eiskalt. Sie empfinden im Herzbereich Angst und Elend, ihr Bauch ist aufgetrieben. Die Beschwerden bessern sich an der frischen Luft sowie durch Erbrechen, aber auch durch Abgang von Urin und Stuhl. Als besonderes und hinweisendes Symptom mag gelten, dass der Patient trotz seiner großen Übelkeit essen möchte und dadurch ebenfalls eine Besserung erreicht wird. Die Kopfschmerzen sind mit Schwindel verbunden („alles dreht sich im Kreis"), der bei jeder Bewegung, aber auch in warmen Räumen schlimmer wird. Neben der extremen Übelkeit treten auch Sehstörungen auf, die ihren Grund in einer Lähmung der Augenmuskeln und Nerven haben. Es kommt zu Schielen und Doppeltsehen, der Patient „sieht alles wie durch einen Schleier" (Mouches

volantes). Die Symptomatik kann noch dramatischer werden – bis hin zur vorübergehenden Blindheit. Ein starker Tränenfluss sowie vermehrte Sekretion aus Mund und Nase sind ebenso typisch.

Das Leitsymptome bei *Ipecacuanha*-Patienten sind dauernde Übelkeit sowie Erbrechen, selbst bei leerem Magen. Das Erbrechen bringt keine Erleichterung. Abends und nachts verschlimmern sich die Beschwerden, ebenso durch extrem hohe oder niedrige Außentemperaturen und durch Bewegung. Die Patienten sind schlecht gelaunt und gereizt, sie haben berstendes Kopfweh, das mit einem Gefühl von Prellung und Quetschung der Kopfknochen verbunden ist. Die Schmerzen strahlen oftmals in die Zähne und die Zungenwurzel aus, manchmal tritt auch Migräne über einem Auge auf, die jedoch immer von Übelkeit und Erbrechen begleitet ist. Ipecacuanha ist auch ein ausgesprochen hilfreiches Mittel beim nächtlichen trockenen Reizhusten bei Kindern sowie bei Magen-Darm-Infekten, die mit großer Übelkeit einhergehen.

Antihomotoxikum:

Tabacum-Injeel
Ipecacuanha-Injeel
Circulo-Injeel N
Mucosa compositum

Antihomotoxische Medizin:

Circulo-Injeel N enthält Tabacum, *Mucosa compositum* enthält Ipecacuanha. Beide Komplexmittel können so eine tiefere Wirkung auf den Akupunkturpunkt und damit auf das Beschwerdebild ausüben.

Lu 7

Chinesischer Name:
Lie Chüeh (Grubenöffnung)

Lage:
In der Radialisrinne, 1,5 cm proximal der Apophyse. Kreuzt man Zeigefinger und Daumen beider Hände ineinander, so liegt er an der Spitze des Zeigefingers, etwas oberhalb der III. Pulstaststelle.

Wirkung:
Lo-Punkt mit direkter Verbindung zum Dickdarm-Meridian, Hauptpunkt bei allen Stauungen, Ableitung über Lunge und Haut. Stärkt die Lungenfunktion. Energetische Versorgung der Haut. Eingesetzt bei Asthma bronchiale und bei der Hemikranie. Dient der Äquilibrierung zwischen hartem Lungenpuls und weichem Dickdarmpuls.

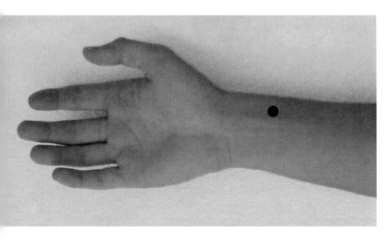

Homöopathikum:
Phosphor
Ipecacuanha

Allgemeines:
Die Entdeckung des Elements *Phosphor* wird einem Hamburger Chemikalienhändler und Alchemisten zugeschrieben (1669), der Name beruht auf dem griechischen Adjektiv „phosphoros" („Licht tragend") und bezeichnet die Eigenschaft des gelben und weißen Phosphors, im Dunkeln zu leuchten.
Ipecacuanha ➜ KG 14 (Seite 75)

Homöopathie:
Patienten, bei denen *Phosphor* das Mittel der Wahl ist, klagen im Hinblick auf das HWS-Syndrom über ein Brennen zwischen den Schulterblättern sowie über ein Gefühl, als ob der Rücken im Bereich der Schulterblätter abbrechen wollte. Der Schmerz strahlt von der HWS mit einem Reißen und Ziehen in die Glieder aus, und zwar bis hin zu einem Stechen im Schultergelenk und in den Ellenbogen. Zu den Beschwerden gehören außerdem ein plötzliches Versagen der Glieder, Schwäche und Zittern nach jeder Anstrengung, ein Taubheitsgefühl an Händen und Füßen sowie ein Lähmungsgefühl der Arme (Mezger).

Indikationen für Phosphor sind Bronchitis mit schmerzhaftem Husten, krupppöse und katarrhalische Bronchitiden, Bronchialasthma, Nasenbluten und Heiserkeit. Das Sprechen und Husten ist dabei stets sehr schmerzhaft, die Beschwerden verschlimmern sich abends. Die Kopfschmerzen treten besonders nach geistiger Anstrengung auf – Phosphor ist eines der wichtigsten Mittel, die beim Schulkopfschmerz der Kinder eingesetzt werden. Der allgemeine Kopfschmerz, der mit Phosphor behandelt werden muss, bessert sich durch kalte Luft und kaltes Waschen und ist mit einem Kältegefühl am Hinterkopf verbunden (Mezger). Nach Boericke ist das Mittel bei alten Menschen auch gegen Schwindel geeignet, der nach dem Aufstehen eintritt.
Ipecacuanha ➜ KG 14 (Seite 75)

Antihomotoxikum:
Phosphorus-Injeel (forte) S
Ipecacuanha-Injeel
Mucosa compositum

Antihomotoxische Medizin:
In *Mucosa compositum* ist sowohl Phosphor als auch Ipecacuanha enthalten. Mit den weiteren Bestandteilen ergibt sich so eine große Wirkungsverstärkung.

Tabellarische Zusammenstellung

Punkt	Homöopathikum	Antihomotoxikum
3E 5	Phosphor Causticum	Phosphorus-Injeel (forte) S Phosphor-Homaccord Rhododendron-Injeel (forte) Neuralgo-Rheum-Injeel

3E 5 ➡ **Seite 12**

Literatur

Allen HC. Leitsymptome wichtiger Arzneimittel der homöopathischen Materia Medica. Göttingen: Ulrich Burgdorf 1982

Bauer G. Symptome und Arzneimittelbilder bei Streß. Biol Med 2001; 30(4):191-4

Bergsmann O. Der segmental-regulatorische Komplex. In: Pischinger A. Das System der Grundregulation, a.a.O., 103-6

Binder W. Klassische Akupunktur. Deggendorf: Verlag für Naturmedizin und Bioenergetik 1984

Bischko J. Einführung in die Akupunktur. 9. Aufl. Heidelberg: Haug 1977

Boericke OE. Homöopathische Mittel und ihre Wirkungen. 2. Aufl. Leer/Ostfriesland: Grundlagen und Praxis 1972

Boericke W. Handbuch der homöopathischen Materia Medica. Heidelberg: Haug 1992

De La Fuye R, Schmidt H. Die moderne Akupunktur. Stuttgart: Hippokrates 1952

De La Fuye R.: Traité d'acupuncture, Tome 1. Deux. Édition. St. Germain: Librairie E. Le François 1956

Ebert H. Homöosiniatrie. Heidelberg: Haug 1992

Elias J. Die aktuelle traditionelle chinesische Akupunktur in der täglichen Praxis. 2. Aufl. Rottenburg: Lehrinstitut für Akupunktur 2002

Finkel M. Angewandte Homöosiniatrie. Stuttgart: Sonntag 2000

Frase W, Bauer G. Moderne Homöosiniatrie, Bd. 1. Baden-Baden: Aurelia 2002

Gawlick W. Arzneimittelbild und Persönlichkeitsportrait. 2. Aufl. Stuttgart: Hippokrates 1996

Geyer E. 100 wichtige Punkte der Akupunktur und Homöopathie. Stuttgart: Sonntag 1994

Heine H. Zur Morphologie der Akupunkturpunkte. Dtsch Zschr Akup 30(1987):75-9

Heine H. Grundregulation und rheumatischer Formenkreis. Ärztezschr Naturheilv 1995; 36(6): 415-26

Heine H. Aufbau und Funktion der Grundsubstanz. In: Pischinger A. Das System der Grundregulation, a.a.O., 13-88

Heine H. Der Akupunkturpunkt – ein Meridianorgan. Dtsch. Zschr Akup 1996; 39(4):75-80

Heine H. Lehrbuch der biologischen Medizin. 2. Aufl. Stuttgart: Hippokrates 1997

Hering C. Kurzgefaßte homöopathische Arzneimittellehre. Nachdruck der Ausgabe von 1889. Göttingen: Burgdorf 1995

Kellner G, Feucht G. Die Mikrowunde (mikroskopische Studie des Nadelstiches). Phys Med u Rehab 10(1969):218-20

Kellner G. Über das Vorkommen von Spalten im Corium der menschlichen Haut. Zschr f mikr-anat Forsch 74(1966):330-6

Kellner G. Wundheilung – Mikrowunde (Nadelstich). Dtsch Zschr Akup 22(1979):86-95

Kent J.T. Repertory of the Homeopathic Materia Medica, Indian Edition. New Delhi: Indian Books & Periodicals Syndicate 1983

Mezger J. Gesichtete Homöopathische Arzneimittel. Heidelberg: Haug 1951

Nash E.B. Leitsymptome in der homöopathischen Therapie. 6. Aufl. Heidelberg: Haug 1959

Pischinger A. Über das vegetative Grundsystem. Phys Med u Rehab 10(1969):53-7

Pischinger A. Das System der Grundregulation. Neu bearb. und hrsg. von H. Heine. 9. Aufl. Heidelberg: Haug 1998

Pischinger A. Über die vegetativen, insbesondere humoralen Grundlagen des Herdgeschehens. Ärztl Praxis 13(1961):249-51

Schmidt H. Die moderne Akupunktur. Stuttgart: Hippokrates 1952

Schöler H. Die Weiheschen Druckpunkte. Ihre Beziehungen zur Akupunktur, Neuraltherapie und Homöopathie. 6. Aufl. Heidelberg: Haug 1975

Schrecke B, Wertsch G. Lehrbuch der modernen und klassischen Akupunktur. 10. Aufl. Schorndorf: Biologisch-Medizinische Verlagsgesellschaft 1992

Seiler H. Die Weiheschen Druckpunkte. Heidelberg: Haug 2001

Skribot EW. Anwendung von Homöopathika in die homöosiniatrischen Akupunkturpunkte. Biol Med 1980; 9(2):51-63

Stiegele A. Homöopathische Arzneimittellehre. Stuttgart: Hippokrates 1949

Stux G. Grundlagen der Akupunktur. 2. Aufl. Berlin, Heidelberg: Springer 1988

Wiesenauer M. Praxis der Homöopathie. Stuttgart: Hippokrates 1985

Zimmermann W, Csallner H. Die Weiheschen Druckpunkte und die homöosiniatrischen Punkte. Homöopathie und Verwandte. Stuttgart: DAV 1985

Zulla H. Akupunktur und Homöopathie. Schriftenreihe Erfahrungsheilkunde, Band 19. Heidelberg: Haug 1977

Register